あなたにもできる！　食事とお酒、生活コントロール

肝臓にホントにいいこと帳

監修：泉 並木（武蔵野赤十字病院 院長）

主婦の友社

はじめに

肝臓は全身の健康を維持するために、とても重要な働きをしている臓器です。ところが、肝臓に問題が起きても、病気が進行しないうちは、痛みを感じたり苦痛を伴ったりといった目立った症状がありません。そのため、健康診断の血液検査の数値で、初めて肝臓が悪いことに気づく場合が多いと思います。

しかし、肝臓のすごいところは、ちょっと数値が悪い程度だったら、生活習慣を見直すことでリカバリーできること。血液検査で異常を知らされたら、すぐに肝臓をいたわる生活に切り替えてください。症状がないからとほうっておいて今までどおりの生活を続けていたら、深刻な肝臓病を発症するのは間違い

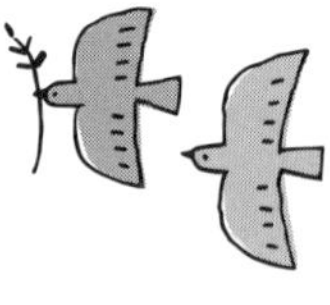

ありません。ぜひ、自分でコントロールできるうちに、肝臓を元気な状態に戻してあげましょう。

食べすぎ、飲みすぎ、運動不足は、肝臓に大きな負担をかけます。その証拠に、近年の日本では脂肪肝になる人が増えているのです。脂肪肝から脂肪性肝炎、肝硬変、さらには肝がんへと移行する人も、実は増加しています。

本書では肝臓の健康に大きくかかわる「お酒」と「食事」を中心に、「どんなふうに飲めばいいのか」「何を、どう食べればいいのか」、見直しのポイントをわかりやすく説明しました。

肝臓をいたわる生活のヒントとして、お役立てください。

主婦の友社

肝臓にホントにいいこと帳 ● もくじ

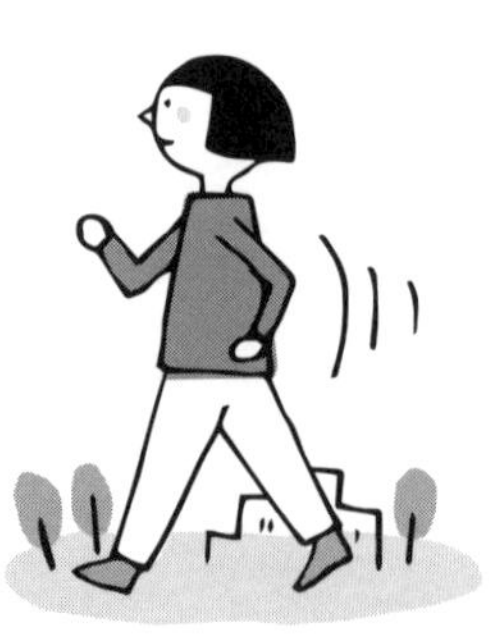

第1章
肝臓はどんな働きをしている?
肝機能が低下すると、どうなる?

第2章 飲む量や飲み方に気をつけていれば、禁酒しなくても肝臓の健康は保てる

第3章 肝臓をいたわる食べ方と、肝機能低下が気になる人におすすめの食材

第4章
肝臓の健康を守り、肝機能の数値を改善する日常生活のコツ

あなたの肝臓大丈夫ですか？

過度な飲酒はアルコール性肝障害に

食べすぎ、飲みすぎ、運動不足は脂肪肝になりやすい！

まだ間に合ううちに対策を！

《血液検査の基準値》

	基準値
AST (GOT)	30U/L以下
ALT (GPT)	男性：42U/L以下 女性：23U/L以下
γ-GT	男性：64U/L以下 女性：32U/L以下

※基準値は、医療機関によって異なります。

この数値が
1つでも高くなったら
今すぐ本書の対策を！

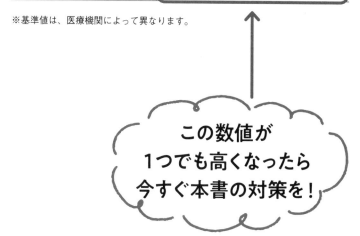

肝臓にトラブルがないか チェックしてみよう

肝臓は「沈黙の臓器」と呼ばれ、その60～70％が障害されないと目立った症状はあらわれません。つまり自覚症状があらわれたときには、かなり進行している可能性が高いのです。しかし、たとえ肝臓がダメージを受けても、早期に気づいて生活を見直せばすぐにリカバリーできます。次ページに体のちょっとした変化や異常に早く気づくためのチェックリストがあります。誰にでもよくありがちなささいなものですが、小さな症状でもいくつか重なったら要注意！あなたの肝臓がSOSサインを出しているのかもしれません。

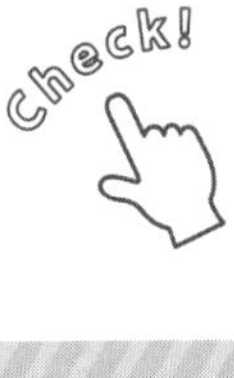

肝機能の低下を見つける セルフチェックリスト

《チェック表》

このリストでチェックが入った項目の点数を合計して、下の判定表で判定してください。

□ 体が重くてだるい	1点
□ 熱っぽい	1点
□ 食欲がない	1点
□ 脂っこいものを食べたくない	1点
□ おなかが張る	1点
□ すぐ息切れがする	1点
□ 体がかゆい	1点
□ 強かったお酒が急に弱くなった	1点
□ 皮膚が荒れ、しみが増えた	1点
□ かぜが治りにくい	1点
□ 足がむくむ	1点
□ 便の色が白っぽい	2点
□ 尿が黄褐色	2点
□ 爪が白くなる	3点
□ ちょっとぶつけただけで出血する	3点
□ 手のひらが赤くなる	3点
□ 白目が黄色くなる	5点
□ 背中や肩に赤いクモ状の斑点ができる	5点
□ 右腹部からみぞおちにかけて腫れている	5点
□ 男性なのに乳首が大きくなったり、しこりができた	5点
□ 指がふるえる	5点
□ ボーッとしたり眠たい	5点

《判定表》

6点以上	肝臓のどこかが悪いはず。すぐに病院で診察を受けよう
5点	肝機能低下が濃厚なので、健康診断で肝機能の数値を確認しよう
4点	生活習慣を見直そう
1～3点	はっきりと悪いとはいえないが、注意が必要
0点	いまのところ大丈夫

このままでいたらリスクがいっぱい

- 脂肪肝をほうっておくと、肝炎などを引き起こすことも！
- 肝炎をほうっておくと、肝硬変や肝臓がんなどの命にかかわる深刻な事態を招く
- 肝硬変になると、解毒や代謝など、肝臓の大切な役割を果たせないばかりか、肝臓がんになるおそれが！

今すぐなんとかしよう！

肝臓はどんな働きをしている？肝機能が低下すると、どうなる？

第1章

肝臓の老化は思っている以上に早い

肥満と関係のある
脂肪肝になるのは
30代から

どうして？

●人間ドックや健診で肝臓がいちばんひっかかる

「肝臓は沈黙の臓器である」、そんな言葉を聞いたことがある人も多いでしょう。つまり、よほどその状態が悪くならないとつらい自覚症状があらわれないのが肝臓の病気の大きな特徴。しかし人間ドックで、肝臓の異常（肝機能異常）を指摘される人の数はとても多いのです。特に**男性に限っていえば、人間ドックや健康診断でいちばんひっかかる人の多い項目が肝臓**。そしてその数は年々増え続けています。

〝肝臓を悪くするのは、大酒飲みのおじさん〟。そんなふうに思っていませんか？　しかし男性の場合は、

30代から要注意！

あとでくわしく説明しますが、スナック菓子や甘いもの、脂っこいものを食べたり、清涼飲料水を飲んだりという食生活は肥満を招きます。そして**太りだしてくる年齢と肝機能が悪くなる年齢は、実はほぼいっしょ**なのです。

「20代のころは、何を食べても大丈夫だったのに、30代に入ったら、おなかがポッコリとしてきた」「体が重くなってきた」という自覚のある人は、ぜひ肝臓の検査を受けてください。

検査をすると、**35歳を超えた男性の30％以上に肝機能障害が見つかります。そしてそのほとんどが肥満と大きく関係する脂肪肝**です。

30代に入って食欲が落ちたり、疲れやすくなったりしても、「若いころとは違ってあたりまえ」「最近、忙しいから」と片づけがちです。しかし、もしかしたらそれは肝臓からの大事なサインかもしれません。どんな病気でも早期発見・早期治療が大事なように、肝臓も〝やや疲れぎみ〟の段階で、ぜひきちんと対処してほしいと思います。

すべての臓器、器官にとって肝臓は重要

生命を維持するための多数の複雑な働きを同時にこなしている

どうして？

●500以上の働きを同時にこなすスーパー臓器

肝臓は右の肋骨の内側あたりにあります。内臓の中で最も大きく、成人で1・0〜1・6kgもの重さがあります。これは体重の約50分の1にあたり、脳と同等の重さなのです。そして肝臓には3000億個もの肝細胞があり、肝細胞の中で働く酵素は2000種以上にも上ります。

では、そんなたくさんの細胞や酵素を持つ肝臓は何をしているのでしょう？

簡単にいえば肝臓の役割は「体の総合化学工場」のようなもので、常時500以上の複雑な働きを同時に

《肝臓の位置と大きさ》

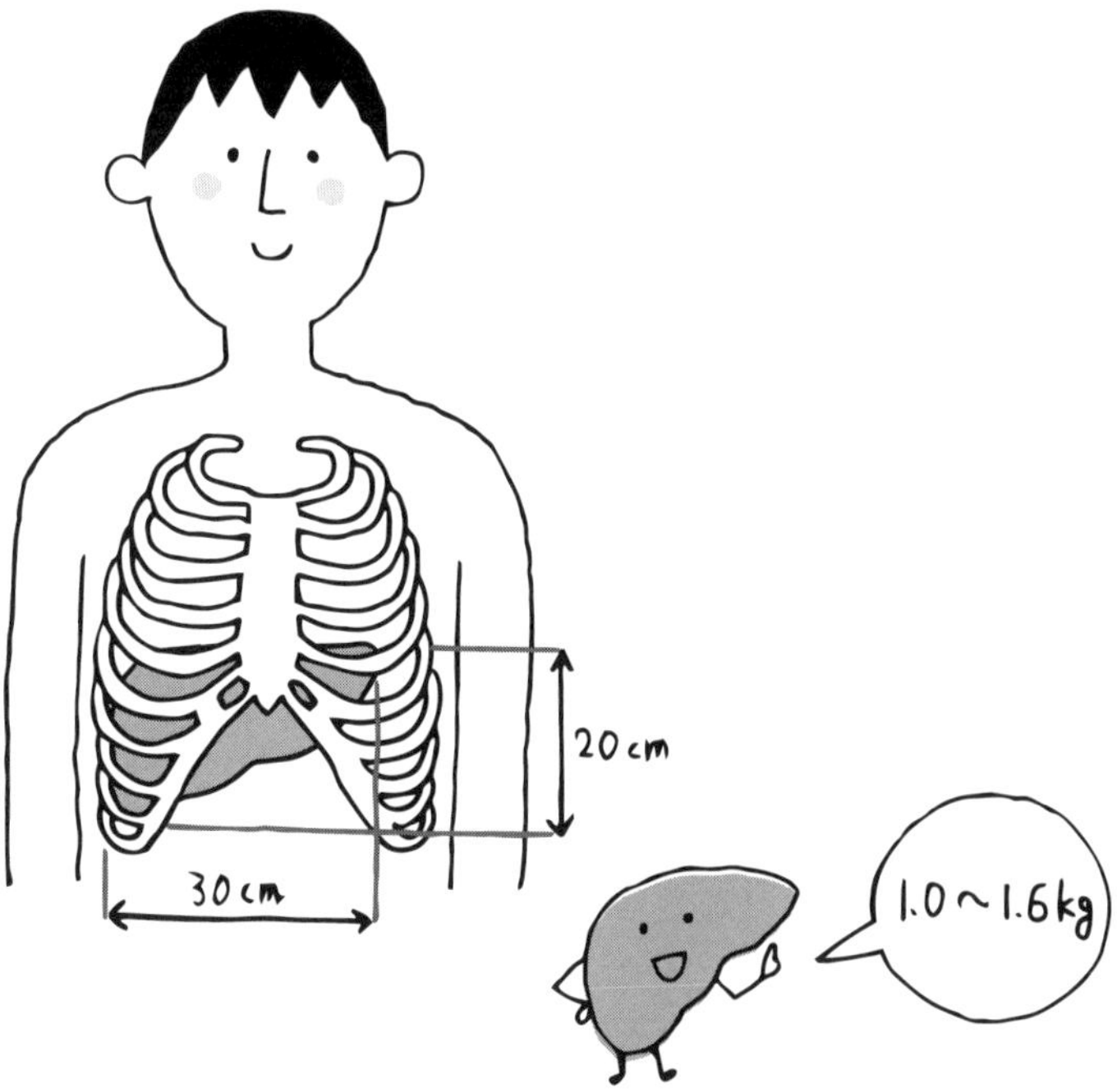

こなしています。そして、そのいずれもが生命を維持するために大切な働きです。だから**肝臓が元気であることは、すべての臓器、器官にとって非常に重要**なのです。

肝臓の役割は複雑ですが、中でも「代謝」「解毒」「胆汁の分泌」の3つが非常に重要なもの。次のページからは、その3つの働きについてくわしく説明しましょう。

［肝臓の大切な働き①］

栄養の代謝

食事でとった栄養を利用しやすいように作り変える

どうして？

●肝臓は、さまざまな物質の代謝を担当

どんなに栄養価の高い食べ物を食べても、食事でとった食べ物は、そのままの形では利用できません。食べ物は、まず胃や腸で消化・吸収され、肝臓に運ばれます。そして**肝臓内で、生命を維持するために必要な物質に作り変えられます。これを「代謝」といいます。**

炭水化物（糖質）、脂質、タンパク質といった3大栄養素をはじめ、さまざまな物質の代謝を担当するのが肝臓です。つまり**肝臓が、食べ物を体が利用しやすい形に変化させる**のです。

《肝臓で行われる３大栄養素の代謝》

	炭水化物	タンパク質	脂質
	穀類、いも類など	魚介、肉、卵、大豆など	バター、植物油、肉の脂身など
小腸	ブドウ糖に分解	アミノ酸に分解	脂肪酸、グリセロールに分解
肝臓	グリコーゲンに変えて貯蔵	体に必要なタンパク質に合成	コレステロール、中性脂肪、リン脂質に合成
臓器・組織	エネルギー源として利用	筋肉、臓器などの材料として利用	細胞膜などの材料として利用

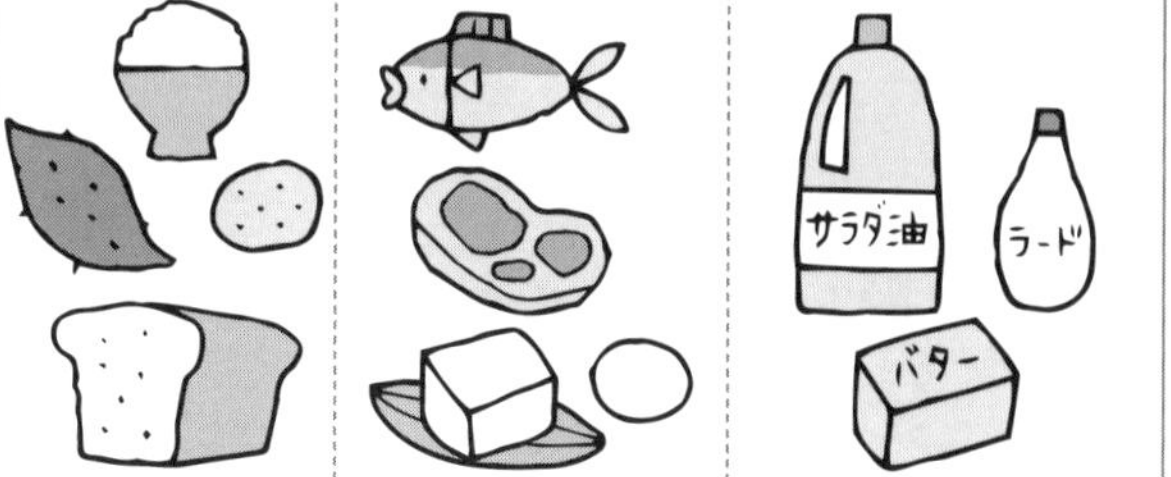

たとえばごはんなどの炭水化物をとると、肝臓はグリコーゲンに変えて貯蔵します。マラソン選手が42・195キロもの長距離を、何も食べずに走れるのは、肝臓に蓄えられているグリコーゲンをブドウ糖に変えて、せっせと筋肉に補給しているからです。

　肝臓の代謝機能が落ちると、脂肪肝（32ページ参照）になります。

［肝臓の大切な働き②］

有害な物質の解毒

有害物質の解毒作用が
追いつかないと
体の不調があらわれる

どうして？

●有害な物質を、無害な物質に変化させる働きをする

私たちは、体に必要な栄養をとるために食事をするわけですが、食べ物といっしょに体内にはよけいなものも入り込んできます。よけいなものとは、**野菜についた農薬、加工食品に含まれる着色料や保存料といった食品添加物などです。これらの有害な物質を、無害な物質に変化させる働きをするのも肝臓の役目**です。

たとえばアルコールを例にとって、説明しましょう。

飲酒で体内に入ったアルコールは肝臓のアルコール脱水素酵素（ＡＤＨ）によって分解され、「アセトアルデヒド」になります。「アセトアルデヒド」はアル

《肝臓のアルコール分解の仕方》

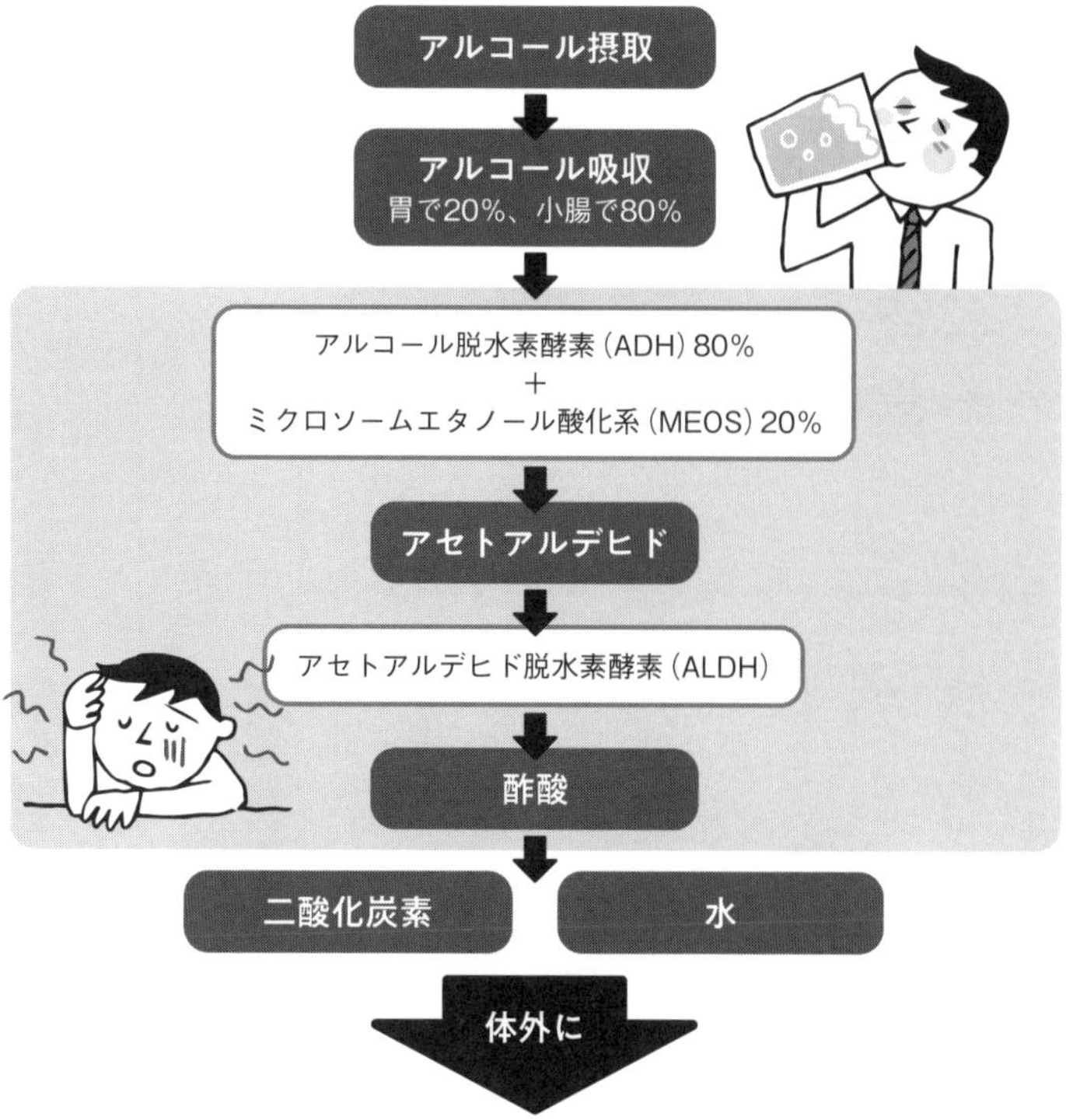

コールよりも、毒性の強い物質です。脳に悪影響を与え、悪酔いや二日酔いを招きます。

しかしアセトアルデヒド脱水素酵素の働きで、すばやく酢酸や水と二酸化炭素に分解されて、体外に排出されます。飲みすぎた翌日に二日酔いが残ってしまうのは、肝臓の解毒作用が追いつかず、アセトアルデヒドが残っているからです。

［肝臓の大切な働き③］

胆汁を分泌する

脂質の消化・吸収や不要物の排出を胆汁がサポート

どうして？

●便の色が白っぽいときは肝臓の調子が悪い

肝臓にある肝細胞では、1日に約600～1000㎖の胆汁という消化液が作られています。**食べ物の中に含まれる脂肪を消化・吸収するときに大きな役割を果たすのが、この胆汁です。**胆汁の主成分は胆汁酸とビリルビン（黄褐色をした胆汁色素）です。

私たちが食事でとった食べ物が十二指腸まで運ばれると、胆汁が分泌されます。胆汁に消化酵素は含まれていません。しかし胆汁の中にある胆汁酸が小腸で脂質を乳化して、消化酵素（すい液に含まれるリパーゼ）の働きをサポートするのです。

《胆汁の流れ》

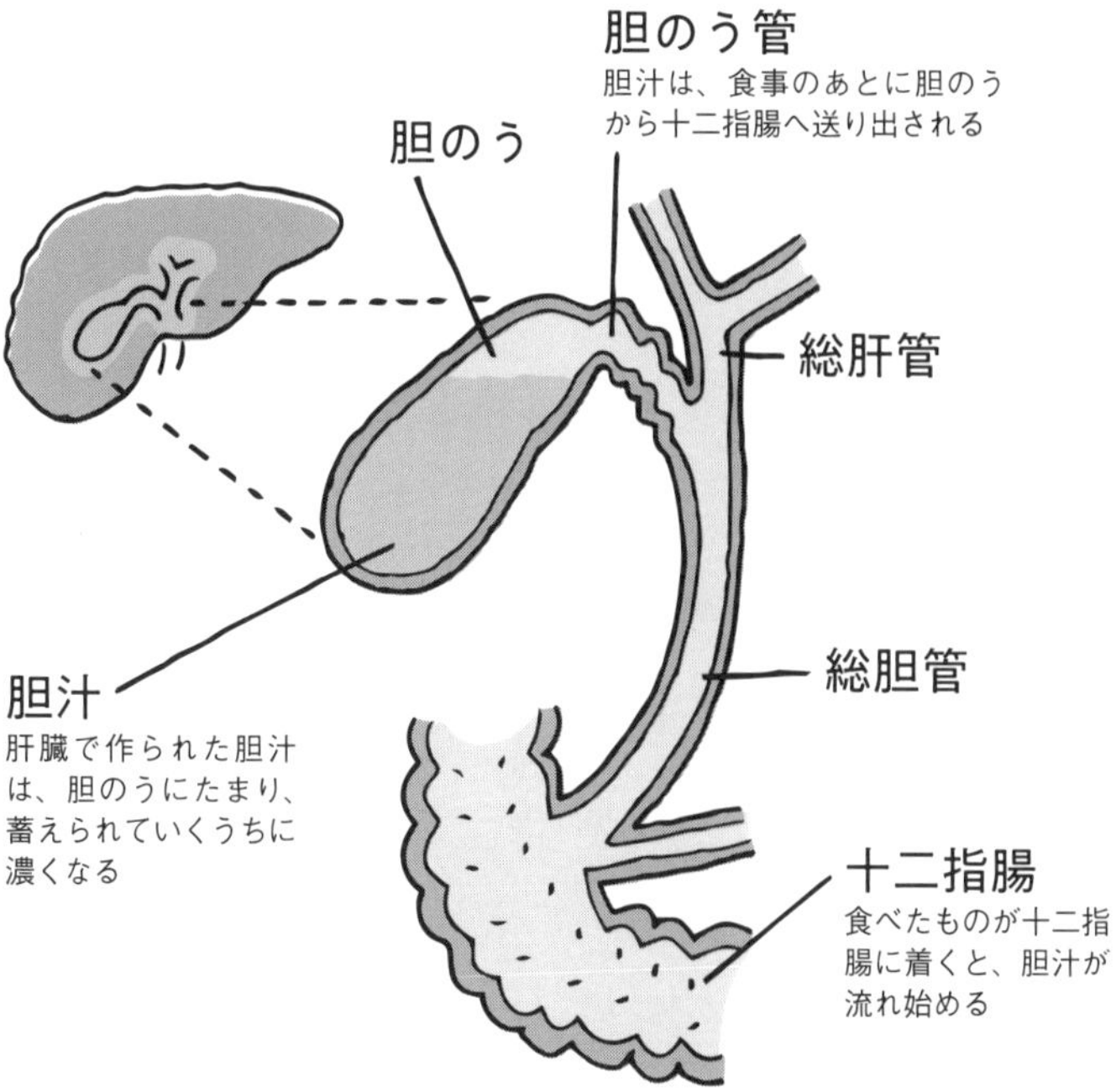
胆のう管
胆汁は、食事のあとに胆のうから十二指腸へ送り出される
胆のう
総肝管
総胆管
胆汁
肝臓で作られた胆汁は、胆のうにたまり、蓄えられていくうちに濃くなる
十二指腸
食べたものが十二指腸に着くと、胆汁が流れ始める

また**胆汁には不要物を排出する働き**もあります。

血液中の不要な水溶性物質は、尿として体外に排出できます。しかし**水にとけない物質（脂溶性）は肝臓で胆汁という形にして、腸に排出し、便といっしょに体外に出す**のです。

便の色は胆汁色素のビリルビンの色。肝臓の調子が悪くなると、便の色が白っぽくなります。

肝臓が悪くなっても気づきにくい

どうして？

肝臓には神経が通っていないため、自覚症状が出にくい

●だるい、食欲不振、むくみなど、自覚症状はささい

体にとって非常に大事な働きをする肝臓ですが、驚くべきことに、肝臓には神経が通っていません。ですから**多少のダメージが加わっても、不快感や痛みなどの自覚症状が出にくい**のです。

肝臓には3000億個の肝細胞があるといわれていますが、すべての細胞が常にフル稼働しているのではありません。たとえば「肝細胞が部分的に破壊されてしまう」など、万一の事態に備えて、余力を持って働いているのです。

また肝臓には、驚異的な再生力があります。**病気な**

どによって肝臓の70%を切りとっても、再生してしまうのです。ほかの臓器と比較すると並みはずれた予備能力、再生能力があることは、健康な状態を保つという意味ではすばらしいメリットですが、肝臓の病気になっても気づきにくいことは頭に入れておきましょう。**「何か、おかしい」と体調の変化を感じたときには、すでに肝臓の病気が進んでいるということも珍しくありません。**

肝臓の病気であらわれる自覚症状は、「体がだるい」「食欲がない」「おなかが張る」「体がむくむ」など、ささいな変化です。これらの症状は、肝臓の病気でなくてもよく感じる不調。そのため「最近、仕事が忙しかったからな」と、あまり気に留めない人も多いでしょう。

しかし前にも説明したように、35歳以上の男性の30%以上が何らかの肝臓トラブルをかかえているもの。特に30代になって太り始めたという人、お酒好きな人は要注意！　**自覚症状があってもなくても、30代に入ったら定期的に肝臓の状態をチェック**しましょう。

肝臓の病気は飲酒だけが原因ではない

ウイルス性肝炎が
いちばん多く約70%
アルコール性は約20%

どうして？

●残りの約10%は肥満がかかわる脂肪肝

肝臓の病気もさまざまあります。おおまかにいうとウイルス性肝炎が全体の70%を占め、残りの20%がアルコールによるもの、10%が脂肪肝によるものです。

ウイルス性肝炎はA型、B型、C型、D型、E型の5種があります。**特に多いのがB型とC型ですが、最近は予防法が確立されています。**B型肝炎の主な原因は母子感染ですが、乳児への予防接種でほとんどが防げるように。またC型肝炎は感染原因の輸血用血液に厳しい検査が行われるようになり、1992年以降、輸血による感染はほとんど見られなくなりました。

《ウイルス性肝炎の種類と特徴》

	A型肝炎	B型肝炎	C型肝炎	D型肝炎（日本には少ない）	E型肝炎（日本にはほとんどない）
感染経路	経口感染（ウイルスに汚染された生水、生の魚介などを口にする）	血液や体液を介して（輸血・性交渉・母子感染）	血液を介して（輸血による感染が多い。性交渉による感染は少ない）	血液を介して（＊1）	経口感染（ウイルスに汚染された生の豚や鹿、イノシシの肉などを口にする）
発病しやすい年齢	全年齢層（特に子どもや海外旅行者）	青年	青年から中年	青年（特にB型キャリア）	全年齢層
劇症化の可能性	まれ。腎不全の合併もある	ある	きわめてまれ	まれ	まれ（妊婦に多い）
慢性化の可能性	慢性化しない	成人の初感染では一部が慢性化（＊2）。3歳以下で感染すると慢性化することもある	慢性化しやすい（約60%の人が慢性化）	慢性化することがある	慢性化しない
キャリア化の可能性	キャリア化しない	キャリア化する（キャリア人口は日本人の1～2%）	キャリア化する（日本人の50歳以上のキャリア人口は約3%）	キャリア化する	まれにキャリア化する
予防ワクチン	ある	ある	ない	ない	ない
肝がんに移行する可能性	移行しない	移行する	移行する	移行する	移行しない

＊1：B型肝炎ウイルスとの同時感染か、B型肝炎ウイルスキャリアへの重複感染のみ
＊2：遺伝子型A型のB型肝炎ウイルスに感染した場合

最近増えているアルコール性肝障害

お酒を
飲み続けることで
さまざまな病気が発症

どうして？

●アルコールの飲みすぎでいいことはない

アルコール性の肝障害には、「アルコール性脂肪肝」「アルコール性肝線維症」「アルコール性肝炎」「アルコール性肝硬変」などがあります。

アルコール性脂肪肝は、アルコール摂取により中性脂肪が肝臓に蓄積した状態。人によっては、この中性脂肪の蓄積からアルコール性肝線維症、肝硬変へと進むこともあります。

アルコールの毒性物質（アセトアルデヒド）や、肝臓に蓄積した中性脂肪が原因で、肝細胞の周囲が線維化するのがアルコール性肝線維症。ふだんからお酒を

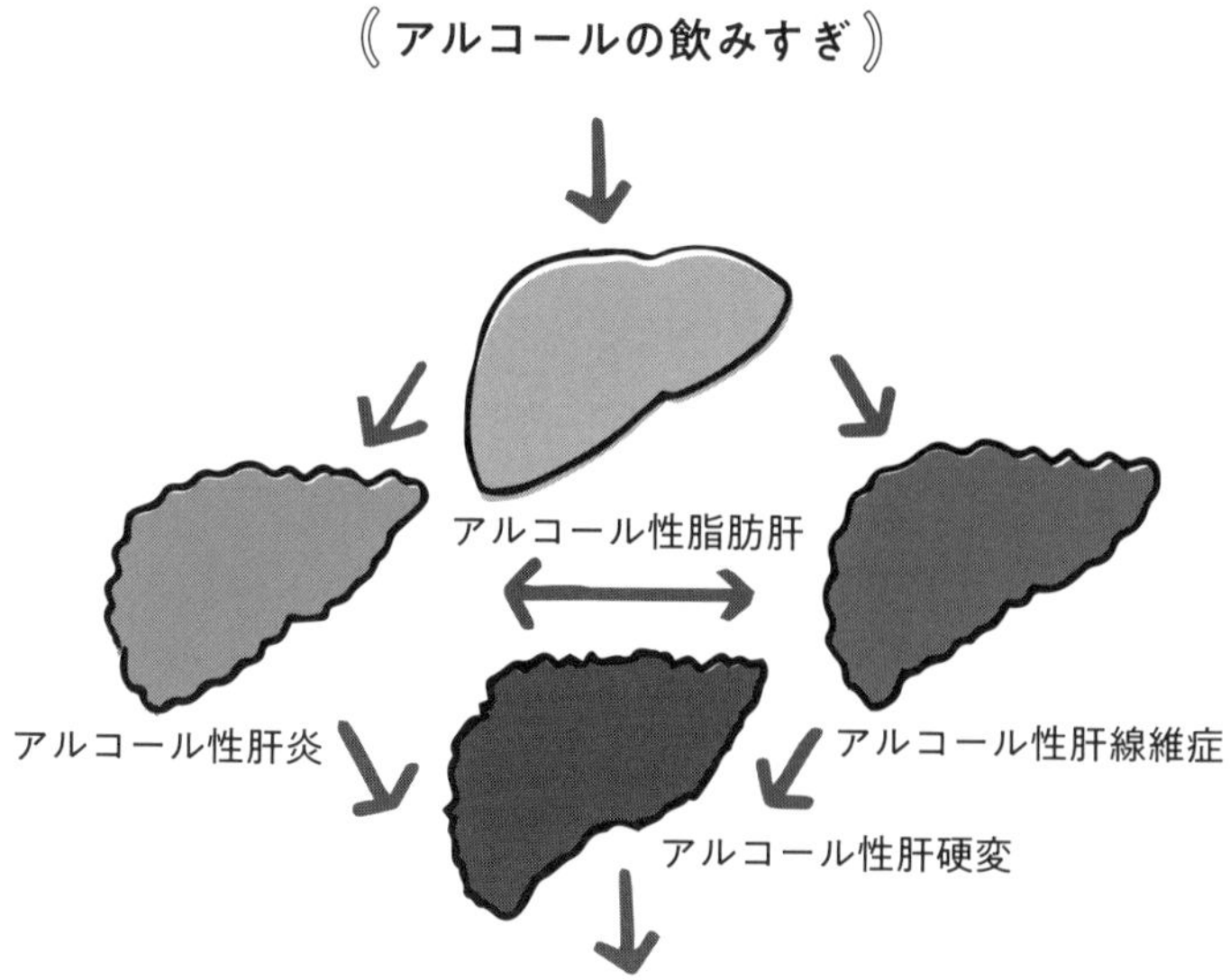

飲む習慣のある人が、大量のお酒を飲み続けて急激に肝細胞が壊れて起こるのが、アルコール性肝炎です。また肝炎ウイルスに感染している人が飲酒することで、アルコール性肝炎になる例も少なくありません。

肝臓はもともとやわらかな臓器ですが、アルコールの影響で肝細胞の破壊と再生を繰り返すうちに、肝細胞の周囲の線維化が進んで肝臓がかたくなり、その機能がきわめて悪くなった状態がアルコール性肝硬変。黄疸《おうだん》や肝性脳症、食道静脈瘤《りゅう》破裂などを伴うことも多く、肝がんを合併することもあります。

成人男性の30～35%が脂肪肝に

食べすぎ、飲みすぎ
極端な運動不足だと
なりやすい

どうして？

●肝臓にべっとり脂肪がたまる脂肪肝

脂肪肝というのは、その名のとおり、肝臓に脂肪（中性脂肪）がたまった状態です。**健康診断や人間ドックの調査で、成人男性の30～35%、成人女性の10～15%に脂肪肝が認められた**という報告もあります。脂肪肝を軽く考えている人もいますが、りっぱな病気で、肝硬変への入り口といっても過言ではありません。

脂肪肝の原因は〝アルコールによるもの〟と〝アルコールによらないもの（非アルコール性）〟に分けられます。

肝臓は食事でとった糖質や脂質から中性脂肪を作り、

《脂肪肝の原因》

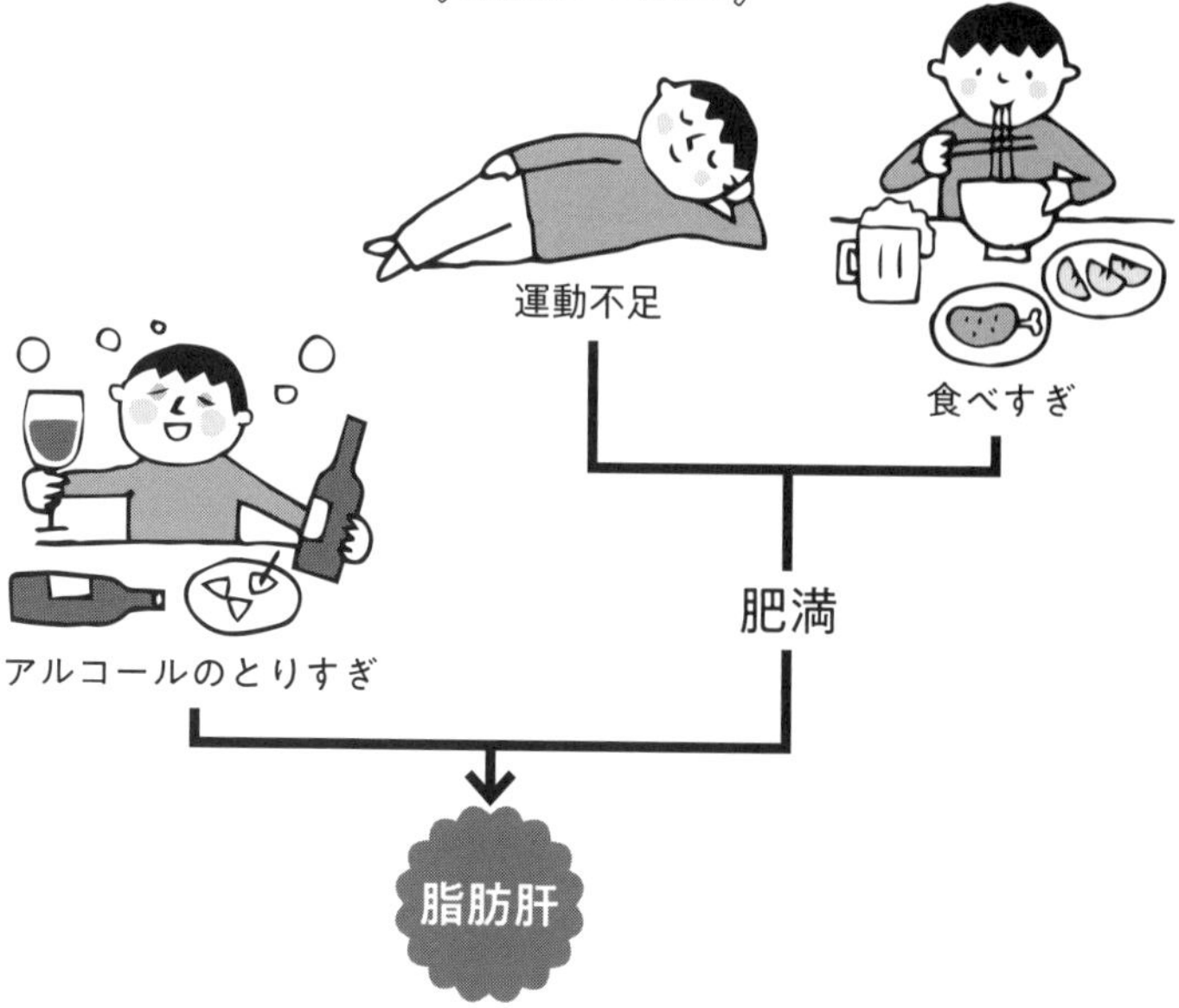

エネルギー源として体の各所に供給します。消費されずに余った中性脂肪は、肝臓に蓄えられます。健康な状態であれば、肝細胞に蓄えられる中性脂肪は5％以下。**中性脂肪が増えすぎて、30％以上たまっている状態を脂肪肝**といいます。

脂肪肝になる一番の原因は食べすぎ、飲みすぎによる肥満です。また決まった時間に食事をとらない、間食をよくするなど、**食事の量には問題がなくても、とり方に問題がある場合も脂肪肝を招きます。**極端な運動不足、急激なダイエットで脂肪肝になることもあり、「やせているのに脂肪肝」の人もいるでしょう。

飲酒や肥満で肝臓病のリスクが高くなる

過度の飲酒は
アルコール性肝障害、
肥満は脂肪肝に

どうして？

●食事や運動など、生活習慣を見直そう

日本では、アルコール性肝障害になる人は多くありませんでしたが、アルコールの消費量が増えるにつれ、増加してきています。また食習慣の欧米化に伴い、肥満が増え脂肪肝も増加。つまり、**過度の飲酒をしているとアルコール性肝障害になりやすく、食べすぎ、飲みすぎ、運動不足だと脂肪肝になりやすいのです。**

アルコール性肝障害の改善は禁酒や節酒です。脂肪肝の改善は食べすぎ、飲みすぎ、運動不足などの生活習慣を見直すこと。正しい食事・食習慣は、生活習慣病の予防・改善にもつながります。

《肝臓病になりやすい人》

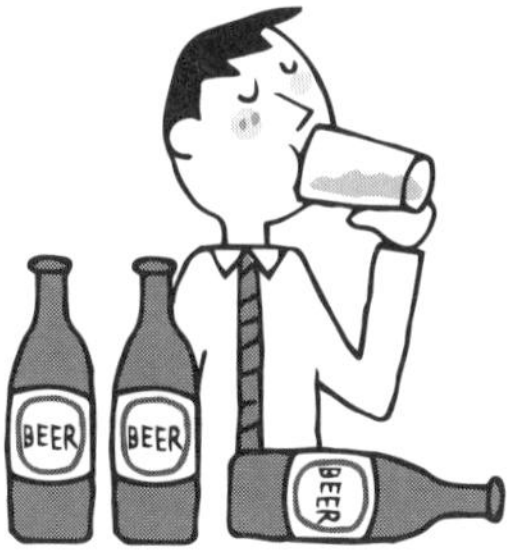

お酒をたくさん飲む

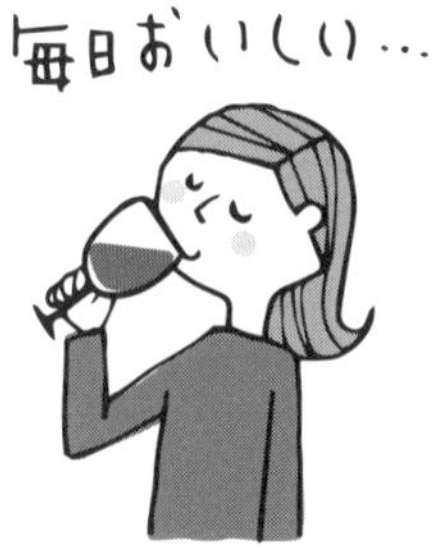

お酒を毎日飲む

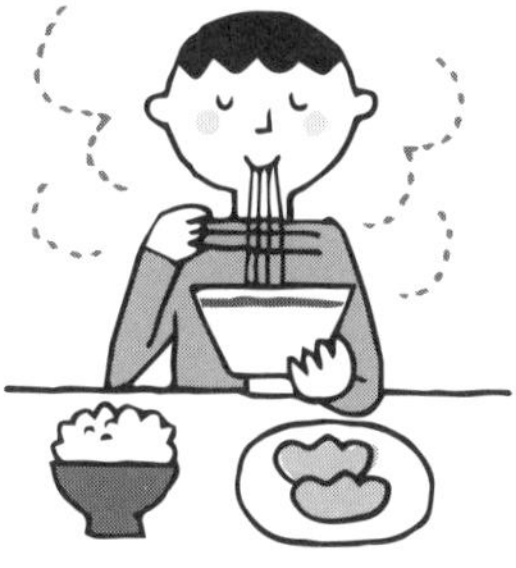

ごはんやパン、麺類、
甘いものを食べすぎる

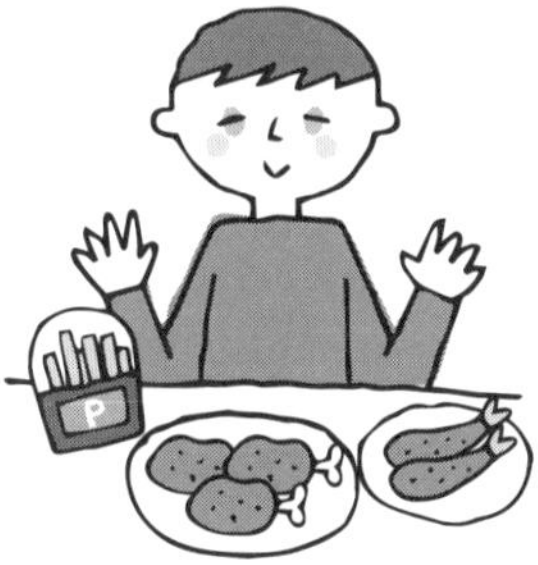

脂っこいものが好き

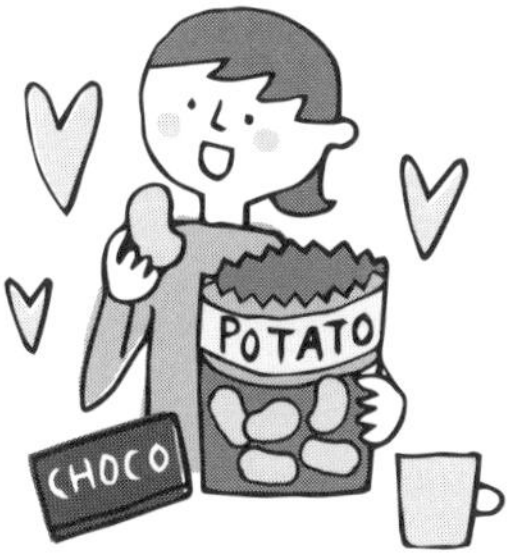

間食の習慣がある

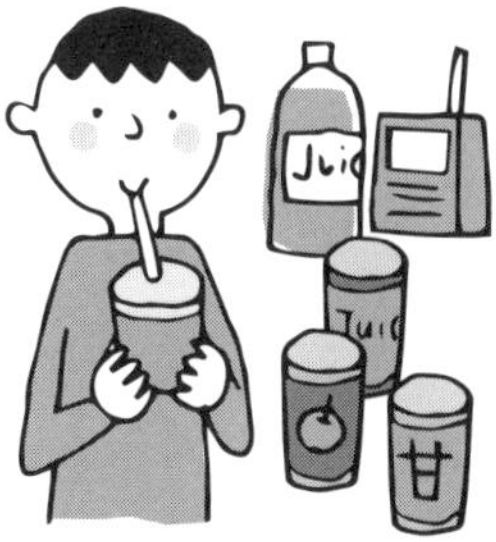

清涼飲料水など、甘い飲み物が好き

●脂肪肝を治療・改善するための基本は食事と運動

脂肪肝になると、中性脂肪がたまりすぎてふくらんだ肝細胞が、肝臓内の血管などを圧迫して、血流障害を起こします。すると血液や栄養がうまく運ばれないため、肝機能が低下。それが悪化すると、肝細胞が死んで肝臓がかたくなる肝硬変という大きな病気を招きます。

脂肪肝を治療・改善するための基本は食事療法です。また運動でエネルギーを消費するのも有効です。

●血糖値が高い人は、脂肪肝の可能性が！

脂肪肝になっても、痛みや違和感などの自覚症状はまずありません。しかし超音波検査を受ければ、その7割以上が判定できます。**「よく食べるほうだ」「生活が不規則で、食事時間がバラバラ」「お酒好き」「ほとんど運動をしない」「最近太った」「ダイエットで急激にやせた」人は、13ページでセルフチェックを！**

また**高血糖の人も要注意！** 血糖値が高い人、糖尿病の人は肝臓にも中性脂肪がたっぷりたまっている可能性があります（糖尿病との関係は、46ページ参照）。

Column 1

脂肪肝の早期発見と改善のために検査を受けよう

●脂肪肝の人は要注意

脂肪肝になると、動脈硬化や心筋梗塞、脳卒中のリスクが高くなることがわかっています。しかし、自覚症状がないため、脂肪肝かどうかを自分で知ることは難しく、血液検査でもはっきりしたことはわかりません。ですから、血液検査の数値が悪かったら、専門的な検査ができる医療機関に行ってみることをおすすめします。

現在では、超音波検査やMRIを使った検査で、肝臓のかたさや脂肪量をはかることが可能になっています。

超音波検査は、体の表面にプローブという器械を当てて、そこから出る振動と超音波の伝わり方で肝臓のかたさや脂肪量をはかるもの。**体に負担が少ない検査**ですが、肝臓のどの部分がかたくなっているかまではわかりません。

MRIを使った検査は、右上腹部にプラスチック板を当て、その板を振動させながらMRIの映像をとり、それをもとに肝臓の状態を可視化させます。この方法を使うと、肝臓のどの部分がどの程度かたくなっているのかを知ることができるので、よりくわしい状態がわかるのです。

年に一度はセルフチェック&健診を

どうして？

年ごとに体は老化し生活習慣の影響も体にあらわれてくる

●不安があったら受診しよう

肝臓病になると、次ページのような特徴的な症状があらわれます。13ページのセルフチェックと合わせて肝臓病の心配がないか確認しましょう。2つのチェックリストは1回やってOKだったら「もう大丈夫！」というものではありません。**年を重ねれば重ねるほど体の老化は進みますし、生活習慣の影響も年をへるごとに体にはっきりあらわれてくるもの。セルフチェックは1年に1回はやるようにして、同時に健診も忘れずに受けましょう。**また「尿の色が紅茶やウーロン茶のように赤っぽくなった」ら、すぐ検査を受けましょう。

《気になる症状から、病気が見つかるチェックリスト》

□ 朝、起き抜けの尿の色がウーロン茶のような茶褐色をしている	➡①
□ 前ほど、お酒を飲みたいと思わなくなった。飲んでも、あまりおいしいと感じない	➡③⑤
□ 食欲がない。脂っこいものを食べたくない、食べられない	➡①②⑤⑥
□ 食べ物のニオイで、吐き気を感じることがある	➡①
□ 38℃以上の熱が続く	➡①④
□ 痔になった	➡②⑤
□ だるい、特に夕方になると疲れる	➡②⑤
□ 夜に目が冴えて、なかなか眠れない	➡⑤
□ ダイエットをしているわけではないのに、体重が減る	➡⑤⑥

《肝臓病の代表的な症状》

①急性肝炎
黄疸が出る、それに先立って尿の色が濃くなることがあります。特に朝一番の尿の色がウーロン茶や紅茶のような濃い色になることがあります。初期症状としてはほかに、胃に異常がないのに吐き気がする、食欲がなくなるなど。38℃以上の発熱が続くこともあります。

②慢性肝炎
一日中だるくてたまらず、特に夕方にひどくなります。また翌日になっても、疲れが抜けないと感じることも。食欲も落ち、脂っこいものが食べたくなくなります。人によっては、静脈の循環障害が起こり、痔になることもあります。

③アルコール性肝炎
飲酒量が減ることがあります。

④薬剤性肝炎
薬によるアレルギーで肝炎を起こすこともあります。症状は38℃以上の発熱が続くなど。

⑤肝硬変
疲れやすくなる、飲酒量が減る、食欲が落ちるなど。体重が減少することもあります。肝臓での血流が滞って、肛門周囲の静脈に循環障害が起きて、痔になることも。昼夜逆転が起きて、夜に目が冴え、昼間に眠気を感じることも。これは肝硬変の合併症の一つである、肝性脳症の初期症状です。

⑥肝臓がん
食欲がなくなる、特に脂っこいものが苦手に。体重が減っていく場合は、要注意です。

早期発見&ケアのため、定期健診は大事

血液検査やエコーで肝臓の異常は見つけられる

どうして？

●肝臓のトラブルは自分では見つけにくい

人間ドックや会社などの健康診断を受けて、何も異常が見つからない人は15％程度といわれます。つまり**健診を受けたうちの約85％の人が、体のどこかに異常があると指摘されている**のです。さらに**35歳以上の男性に限っていえば、30％の人が肝機能の異常を指摘されています。**しかし、これまで何度も繰り返し説明してきたように「肝臓は沈黙の臓器」です。

アルコールや肥満の影響で肝臓に負担がかかっていても、肝臓に感染が起こっていても、健康診断を受けないと、トラブルはまず見つけられません。できるだけ早期にトラブルを見つけるためにも、定期的に健康診断や人間ドックでのチェックを受けましょう。

定期健診では血液検査で肝臓の状態をチェック（検査値の見方は42ページを参照）します。人間ドックの場合は、血液検査に加えて、腹部超音波検査（エコー）、さらに肝炎ウイルスの有無のチェック（血液検査）などが行われます。

健診で行われる血液検査では、「肝臓にトラブルがある可能性がある」ということがわかるだけです。検査値に異常が出た場合は、精密検査を受けることになります。

●健康診断を受けたら、ここをチェックしよう！

肝臓が作り出した栄養素、肝細胞から流れ出した酵素など、血液の中には肝臓に関係した物質が何百種類も含まれています。また血液検査には、肝臓病に関する項目だけでも20以上もの種類があります。そこで、主な検査項目と基準値、基準値から数値がはずれている場合の病気の可能性をまとめて42ページの表にしましたので、参考にしてください。主な項目について、簡単に説明しましょう。

《肝臓をチェックする血液検査項目》

検査項目		基準値範囲	単位	検査の意味・目的
ALB	アルブミン	4.1～5.1	g/dL	栄養状態や肝機能や腎機能を反映します。
LD	乳酸脱水素酵素	124～222	U/L	肝疾患、心疾患、血液疾患、筋肉の損傷で上昇することがあります。
AST	アスパラギン酸アミノ転移酵素	13～30	U/L	肝疾患や心筋疾患で上昇することがあります。
ALT	アラニンアミノ転移酵素	男10～42 女7～23	U/L	肝疾患で上昇することがあります。
TB	総ビリルビン	0.4～1.5	mg/dL	肝疾患や胆のう系の疾患で上昇することがあります。
γGT	γ-グルタミルトランスペプチダーゼ	男13～64 女9～32	U/L	肝疾患で上昇することがあります。飲酒歴を鋭敏に反映します。
ALP	アルカリフォスファターゼ	106～322	U/L	肝疾患、胆道疾患、骨疾患で上昇することがあります。成長期の小児で上昇することがあります。
ChE	コリンエステラーゼ	男240～486 女201～421	U/L	肝疾患で低下することがあります。脂肪肝で上昇することがあります。
TC	総コレステロール	142～248	mg/dL	肥満や動脈硬化性疾患の診断や経過の判定に用います。
IgG	免疫グロブリンG	861～1747	mg/dL	免疫系が関与する疾患の診断・経過観察に用います。
IgA	免疫グロブリンA	93～393	mg/dL	免疫系が関与する疾患の診断・経過観察に用います。
IgM	免疫グロブリンM	男33～183 女50～269	mg/dL	免疫系が関与する疾患の診断・経過観察に用います。
血小板数	血小板数	158～348	$10^3/\mu L$	出血を止める働きなどを調べる検査です。
PT	プロトロンビン時間	70～120 (12～16)	% (秒)	出血や止血機構の異常がどの部分にあるかを診断する検査です。薬剤投与で影響があります。

※武蔵野赤十字病院　検査値案内より

●AST（GOT）とALT（GPT）を確認する

ＡＳＴ（ＧＯＴ）とＡＬＴ（ＧＰＴ）は、いずれも肝細胞に含まれている酵素です。この数値が高いと肝臓になんらかのトラブルがあり、肝細胞が破壊されていることを意味します。ただし両方とも、正常値には個人差があります。特にＡＳＴは運動した翌日には上昇幅が大きくなり、その後下降するのが特徴です。

また深酒、肥満、かぜ、疲れがたまっている状態だと、いずれの数値も異常値を示すことがあります。数値をチェックするときは、「生活習慣に問題があって、異常値が出ているのか」、それとも「病気なのか」を確認しましょう。そして医師から「肝機能が落ちている」という指摘を受けたら、再度検査を受け、その原因を見つけ、それに応じた治療を受けてください。

●γ-GTPを確認。高ければ、アルコール性肝障害の心配が

γ-ＧＴＰは肝細胞や胆汁の中に存在する、タンパク質を分解する酵素のこと。肝臓などにトラブルがあると、この数値が上がります。特にアルコールの影響を受けやすく、アルコール性肝障害のほぼ全員が異常値を示します。

ただしいつもお酒を飲んでいる人は、肝障害がなくても高い値になります。γ-GTPだけが高く、ほかの検査値が問題ない場合の多くは一時的な飲酒の影響。1週間ぐらい飲酒をやめ、肝臓を休ませて、それで数値が下がれば問題なし。脂肪肝、慢性肝炎、胆汁うっ滞性肝炎、肝硬変、肝細胞がんなどのときも、γ-GTP値は高くなります。

●総ビリルビンを確認。ASTやALTも高ければ、肝臓病

この数値だけが高くなるのは、体質性黄疸などの場合。肝臓の病気の場合、ASTやALTも高くなります。

●ALPを確認。肝臓が悪ければ、γ-GTPも高くなる

肝臓や胆管などの細胞膜に多く存在する酵素で、これらに障害があると数値が高くなります。肝臓や胆管などの病気の場合はALPだけでなくγ-GTP値も上がります。ALPだけが高い場合は、骨などに異常がある可能性があります。

●γグロブリンを確認。肝機能が低下すると上がる

免疫反応で重要な役割を果たす、血清タンパク質の一種。肝機能が低下すると、この数値が上がります。同時にASTやALTが基準値を超える場合は、慢性肝炎や肝硬変の疑いがあります。

●LDを確認。高いと急性肝炎、肝がんの疑いが

糖質を分解してエネルギーを作り出すときに必要な酵素。肝臓や腎臓、肺、心臓、骨格筋などに含まれていて、これらの細胞が破壊されると数値が高くなります。LDが高いときに疑われるのは急性肝炎、肝がんなど。慢性肝炎や肝硬変の場合、LDは高くなりません。

FIB-4 index（フィブフォー・インデックス）について

血液検査で得られた数値データ（ALT、AST、血小板数）と年齢を数式にあてはめて計算すると、肝臓の線維化の進行具合（肝線維化指数）がわかります。数字を入れるだけで計算してくれるサイトもあるので、活用してください。日本肝臓学会のホームページのメニューから「ガイドライン・診療情報」を選び、「肝臓学会関連の診療情報」の項に入り、「FIB-4 index計算サイトのご案内（EAファーマ 提供）」から計算式をクリックします。

Column 2

肝臓のトラブルと糖尿病の関係

●生活習慣を見直して、リスクを回避しよう

糖尿病は大きく1型と2型の2タイプに分けられます。1型は免疫異常などの病気で、すい臓からインスリンが分泌されないために起こるもの。日本人に多いのは2型糖尿病で、これは食べすぎや飲みすぎなど食生活に問題がある、運動不足などによって引き起こされます。

2型糖尿病になって、インスリンの効果が出にくくなることを「インスリン抵抗性」といいます。インスリン抵抗性になると、肝臓にも中性脂肪がたまりやすくなります。そして、その先に待っているのが脂肪肝！

逆に脂肪肝が悪化すると、全身肥満になりやすいという報告もあります。肥満は糖尿病の大きなリスク。ぜひ生活習慣を見直して、脂肪肝・糖尿病・肥満の3つをまとめて解消してください。

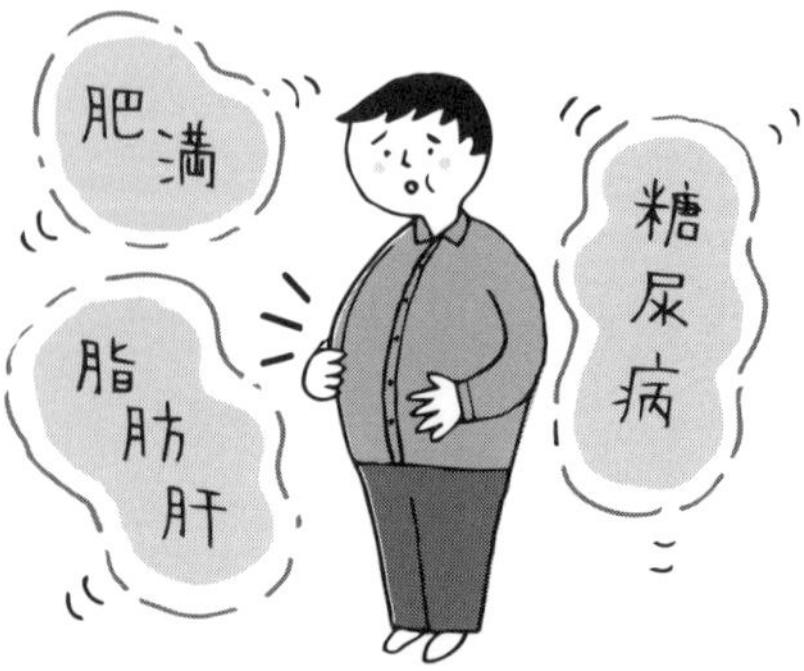

飲む量や飲み方に気をつけていれば、禁酒しなくても肝臓の健康は保てる

第2章

飲酒は適量を——

適量を知ることで飲む量をほどほどにし、肝臓をいたわろう

どうして？

酒量が増えると肝臓の病気のリスクが高くなる

●習慣的に飲んでいると酔った感じがしなくなる！

昔から「酒は百薬の長」といわれ、適度な飲酒は健康にいいとされてきました。確かに飲酒には、血流をよくする、気分をリラックスさせるなどの効用があります。また赤ワインに含まれるポリフェノールに健康効果があることも、よく知られています。

しかし一方で、**アルコールの消費量が増えるにつれて、アルコール性肝障害などの肝臓トラブルに悩む人も増えています。**

肝臓の健康を守るためには、自分に適当な酒量を知って、ほどほどに楽しむことが大切です。しかし、お

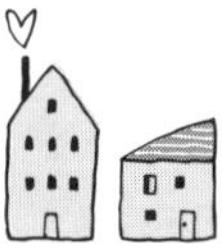

酒を飲む量や飲むタイミングを自分でコントロールできなくなってしまう人もいます。たとえば、「週に2日は休肝日を作ったほうがいいと頭ではわかっていても、〝誘われると、断れない〟などと言いわけをして、なかなか休肝日を作れない」「最初は少量で十分だったのに、どんどん酒量が増えている」というような覚えはありませんか？

習慣的にお酒を飲んでアルコールに対する耐性ができると、なかなか酔った感じがしなくなり、さらに酒量が増えてしまいます。酒量が増えれば、当然肝臓にもいいはずがありません。**またアルコールへの依存は自分で気づかないうちに進んでいきます。**自分の酒量が気になる人は50ページのチェック表でセルフチェックしてみるといいでしょう。

このチェック表は、アルコールへの依存度をチェックするものです。**チェックした項目の前にある数字を足してみて、数値が大きければ大きいほどアルコールへの依存度が高いことを示しています。**それだけ肝臓にも負担がかかっていると言えるでしょう。

《アルコール依存症チェックシートAUDIT》

＊チェックした項目の前にある数字の合計を出してください。

①あなたはアルコール含有飲料(お酒)をどのくらいの頻度で飲みますか？
0：飲まない　**1**：月1回以下　**2**：月2～4回　**3**：週2～3回　**4**：週4回以上

②飲酒するときには通常どのくらいの量を飲みますか？
ただし「日本酒1合＝2ドリンク」「ビール大びん1本＝2.5ドリンク」「ウイスキー水割りダブル1杯＝2ドリンク」「焼酎お湯割り1杯＝1ドリンク」「ワイングラス1杯＝1.5ドリンク」とします。
0：1～2ドリンク　**1**：3～4ドリンク　**2**：5～6ドリンク
3：7～9ドリンク　**4**：10ドリンク以上

③一度に6ドリンク以上飲酒することがどのくらいの頻度でありますか？
0：なし　**1**：月1回未満　**2**：毎月　**3**：毎週　**4**：毎日またはほとんど毎日

④過去1年間に、飲み始めるとやめられなかったことが、どのくらいの頻度でありましたか？
0：なし　**1**：月1回未満　**2**：毎月　**3**：毎週　**4**：毎日またはほとんど毎日

⑤過去1年間に、普通だと行えることを飲酒していたためにできなかったことが、どのくらいの頻度でありましたか？
0：なし　**1**：月1回未満　**2**：毎月　**3**：毎週　**4**：毎日またはほとんど毎日

⑥過去1年間に、深酒の後体調を整えるために、朝迎え酒をせねばならなかったことが、どのくらいの頻度でありましたか？
0：なし　**1**：月1回未満　**2**：毎月　**3**：毎週　**4**：毎日またはほとんど毎日

⑦過去1年間に、飲酒後、罪悪感や自責の念にかられたことが、どのくらいの頻度でありましたか？
0：なし　**1**：月1回未満　**2**：毎月　**3**：毎週　**4**：毎日またはほとんど毎日

⑧過去1年間に、飲酒のため、前夜の出来事を思い出せなかったことが、どのくらいの頻度でありましたか？
0：なし　**1**：月1回未満　**2**：毎月　**3**：毎週　**4**：毎日またはほとんど毎日

⑨あなたの飲酒により、あなた自身やほかの人がケガをしたことはありますか？
0：なし　**2**：あるが、過去1年間はなし　**4**：過去1年間にあり

⑩肉親や親戚、友人、医師あるいはほかの健康管理にたずさわる人が、あなたの飲酒について心配したり飲酒量を減らすように勧めたりしたことがありますか？
0：なし　**2**：あるが、過去1年間はなし　**4**：過去1年間にあり

＊WHO作成　アルコール依存症チェックシート
厚生労働省e-ヘルスネットより

《AUDITの判定》

1～7	アルコール依存症の心配なし。
8～14	やや危険。肝臓にはすでにかなり負担がかかっています。このままでは依存症になる心配も！　飲酒量を減らしましょう。
15以上	肝臓は疲弊し、アルコール依存の心配も。受診して、肝機能をチェックしましょう。

☆ウェブ上で手軽に飲酒チェックができる「SNAPPY-CAT」も便利です。

https://snappy.udb.jp

ビール、焼酎、日本酒などの飲酒量も簡単に計算することができます。

●過度な飲酒はがんになるリスクを高める！

お酒の適量については52～57ページで説明します。では、どれぐらいの量のお酒を飲むと肝臓の病気になるのでしょう？

日本酒で3合以上の飲酒を毎日5年間以上続けると、アルコール性肝硬変を起こすリスクがあります。さらに、「1日5合以上を10年間飲み続けると、アルコール性肝硬変になる危険性が高まる」のです。

アルコール性肝硬変は肝がんにもつながる恐ろしい病気です。さらに過度なアルコール摂取は肝がんだけでなく、さまざまながんの発症にも影響します。しかし**アルコール性脂肪肝やアルコール性肝炎の段階であれば、お酒を飲む量や飲み方を見直す、一時的に禁酒するだけで肝機能は改善**します。

適量は個人差が――

飲酒の適量は、二日酔いしない程度の量

どうして？

アルコールの処理能力は個々に違いがある

●日本酒は2合、ビールは大びん2本までが目安

「日本酒1合（180㎖）を肝臓で分解するには、4時間かかる」と一般的にはいわれています。ここから逆算すると、**お酒を楽しんで翌朝すっきりと目覚められるのは、日本酒なら2合程度、ビールなら大びん2本まで、ウイスキーならダブルで2杯が適量ということになる**でしょう（8時間睡眠をとった場合）。

これ以上の量を飲むと、一晩ではアルコールを分解処理しきれないため、翌朝アルコールが残ったままのいわゆる二日酔いということになります。

しかし、アルコールの処理能力には個人差がありま

《肝臓が一晩で分解できるアルコール量》

お酒の種類	適量	アルコール量	エネルギー量
ビール(4.6%)	大びん2本(1266mℓ)	47.2	510
日本酒(15.4%)	2合(360mℓ)	44.2	384
焼酎(25%)	コップ2杯(200mℓ)	39.8	283
ウイスキー(40%)	ダブルで2杯(120mℓ)	38.2	271
ワイン(11.6%)	グラス3杯(330mℓ)	30.7	224
発泡酒(5.3%)	グラス5杯(1000mℓ)	42.4	454
ブランデー(40%)	ダブルで2杯(120mℓ)	38.2	271
ウォッカ(40.4%)	ダブルで2杯(120mℓ)	38.5	274

＊酒名の右の数字はアルコール濃度。単位：アルコール量はg、エネルギー量は㎉。
参考資料：日本食品標準成分表2015年版（七訂）

す。

「自分の適量はどれぐらいか、知りたい」と思う人も多いでしょうが、難しく考える必要はありません。**適量＝二日酔いを起こさない量、と考えてください。**「一晩に3合飲んでも翌日元気」な人にとっては、3合が適量。逆に「2合しか飲んでいないけれど、翌朝は頭痛や吐き気がする」のであれば、その人の適量は2合未満ということです。

たとえば運動部出身の人などにありがちなのですが、**「体格がいいから、たくさん飲めるだろう」というのは勘違い。**お酒に強いかどうかは、遺伝的に持っている酵素の違いです（54ページ参照）。

お酒が強くても注意

お酒に強い＝肝臓が丈夫ということではない

どうして？

お酒が強い人でもアルコール性肝障害や肝硬変になる

●アルコールは肝臓で、アセトアルデヒドに変化

体内に吸収されたアルコールは、肝臓で酵素の働きによってアセトアルデヒドに変化します。**アルコールそのものも直接中枢神経に作用しますが、頭痛や吐き気などは、このアセトアルデヒドによるもの。**アセトアルデヒドはアルコールよりも毒性が強く、副腎を刺激してカテコールアミンというホルモンの分泌を促します。カテコールアミンは心臓の脈を速め、血管を収縮させて血圧を上げ、顔を紅潮させます。

「少量のお酒が入ったお菓子を食べただけで、顔が真っ赤になってしまう」人は、アセトアルデヒドやカテ

コールアミンに対する感度が生まれつき高い人です。

●お酒の強さは、生まれつき3タイプに

アルコールを分解する過程で働く酵素の中でも、重要なのがアセトアルデヒド脱水素酵素2（ALDH2）です。ALDH2は分解能力が高いN型、低いD型の2種があります。酵素は両親から1個ずつ受けつぐので、アルコールをすぐに分解できる、つまりお酒に強いNNタイプ、アルコールの分解力はままあり、そこそこ飲めるNDタイプ、アルコールの分解力が低い、つまりお酒に弱いDDタイプと生まれつき3つのタイプに分かれます。日本人の場合、NNタイプは約45%、NDタイプが約45%、DDタイプは約10%といわれています。

ここで**勘違いしないでほしいのが、アルコールに強いNNタイプ、あるいはそこそこ飲めるNDタイプだから、肝臓も丈夫というワケではないということ。**お酒が強い人でも、大量のアルコールをとり続ければ、アルコール性肝障害や肝硬変になります。「お酒が強いから」と無茶な飲み方をするのは、絶対にやめましょう。

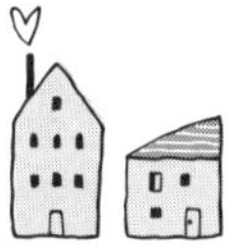

体質的な問題も

日本人は体質的に二日酔いしやすい

どうして？

アセトアルデヒド脱水素酵素の働きが欧米人にくらべて弱い

●適量を守って、ゆっくりと時間をかけて飲もう

アルコールは吸収される速度が速いので、お酒を飲むとすぐにアルコール成分が血中に入ります。血中のアルコールの約90％は肝臓で分解され、残りの10％は尿や吐く息で体外に排出されます。

問題は、アルコールが分解されたアセトアルデヒドの分解に時間がかかるということ。欧米人と比較すると、**日本人はアセトアルデヒドの分解時に必要なアセトアルデヒド脱水素酵素の働きが弱いので、有害物質であるアセトアルデヒドが体内に長時間とどまり、二日酔いや悪酔いしやすいのです。**

《血中アルコール濃度による体の変化》

段階	血中濃度	状態
無症状期	0.3～0.5	酔っていないときとほとんど変わらない
微酔期	0.5～1.0	ほろ酔い機嫌の状態。息にアルコール臭がある
軽酔期（第1度酩酊）	1.0～1.5	酔いの症状があらわれる。声が大きくなる。怒りっぽくなる
酩酊期（第2度酩酊）	1.5～2.5	明らかに酔いの状態。舌がもつれ、ふらつき、千鳥足になる。しゃっくりや嘔吐をする
泥酔期（第3度酩酊）	2.5～3.5	高度な酔いの状態。行動がでたらめになり、言葉がはっきり発音できない
昏睡期（第4度酩酊）	3.5～4.5	極度の酒酔い状態。意識を失って眠り込んでしまう。死の危険性もある

＊血中濃度の単位はmg/mℓ

《飲酒量と血中濃度の関係》

アルコールの種類	飲用量	純アルコール量	血中アルコール濃度のピーク値
ビール（ジョッキ1杯約750mℓ）	1杯	20g	0.3mg／mℓ
	3杯	60g	1.2mg／mℓ
	5杯	100g	2.0mg／mℓ
ワイン（グラス1杯約110mℓ）	1杯	10g	0.15mg／mℓ
	3杯	30g	0.5mg／mℓ
	5杯	50g	1.0mg／mℓ
ウイスキー（シングル1杯約30mℓ）	1杯	10g	0.2mg／mℓ
	2杯	20g	0.4mg／mℓ
	6杯	60g	1.2mg／mℓ
	12杯	120g	2.4mg／mℓ

悪酔い対策に果物

お酒を飲む前、飲んだ直後に果物を食べると悪酔いしにくい

どうして？

アルコールの代謝促進作用を持つ果物がある

●おすすめは柿、オレンジ、りんごなど

「お酒を飲んでいるときは楽しいけれど、二日酔いが心配」という人は、飲み会の前に果物を食べていくといいでしょう。ビタミンCは、「アセトアルデヒド」の分解に必要ですし、ほかにも効能があります。おすすめは柿、オレンジ、りんごなどです。

柿については、ウサギを使ったこんなおもしろい研究報告（京都府立医科大学）があります。複数のウサギを3つのグループに分け、それぞれ柿のジュースを飲酒の30分前、飲酒の30分後、飲酒の60分後に飲ませました。そして同じ条件で別のウサギたちには、柿の

《柿と同じように、アルコールの代謝促進作用を持つ果物》

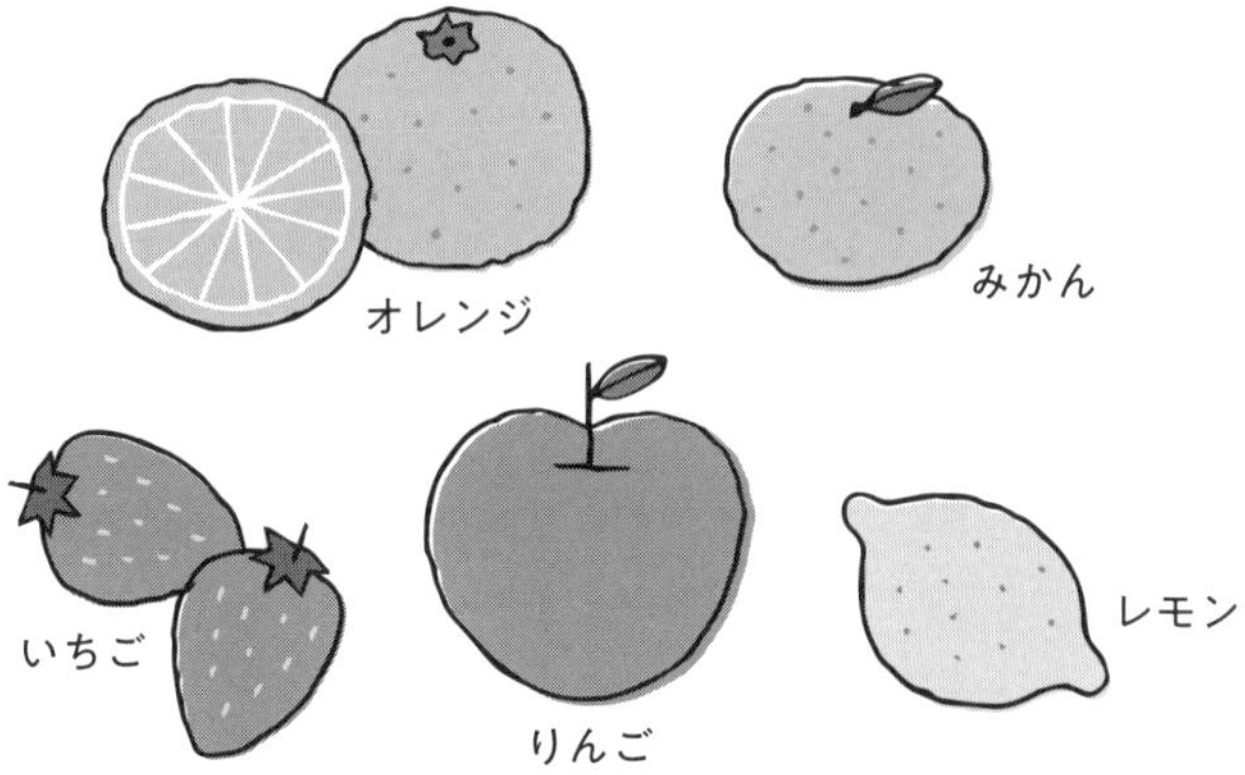

ジュースのかわりに蒸留水、砂糖水を飲ませました。すると**柿のジュースを飲酒の前後に飲ませたウサギたちのほうが、蒸留水や砂糖水を飲ませたウサギたちよりも血中アルコール濃度の最高値が低かった**そうです。

しかも血中アルコール濃度の最高値があらわれるのが遅いにもかかわらず、低下は早い、つまり**アルコールの影響がゆっくりとあらわれ、早く抜けた**というのです。血中のアセトアルデヒド濃度もかなり低かったそう。これは**柿を食べたほうが悪酔いさせる成分も少なくなる**、ということを意味しています。

柿にはビタミンCやタンニン、糖質などが含まれています。これらの成分が肝臓の働きを助けてくれたのでしょう。

●オレンジやりんごにはアルコール代謝以外の効能も

オレンジには柿のようなアルコールの代謝を促進させる働きだけでなく、脂肪肝に対する高い効果があります。これはイノシトールという物質です（126ページ参照）。

りんごには、ペクチンという食物繊維が豊富に含まれています。ペクチンは腐敗菌の生育を抑える、乳酸菌を増やして腸内の悪玉菌を減らす作用があります。

●腸内の悪玉菌を減らして肝臓の負担を減らそう

ここで、簡単に腸内細菌について説明しておきましょう。腸内細菌はその働きから、善玉菌、日和見菌《ひよりみ》、悪玉菌の3タイプに分けられます。その名前のとおり、健康や美容にいい働きをするのが善玉菌。その数が増えすぎると体に害を与えるのが悪玉菌。日和見菌は強い側につくので、善玉菌を活性化させることができれば、腸内の健康を保てます。

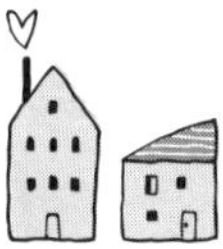

悪玉菌は有毒ガスや有毒物質を発生させます。これらを解毒するのは肝臓の役目。ですから肝臓の負担を減らすためにも、食物繊維をしっかりとって、腸内環境を整えておくことが大事なのです。

また腸内の悪玉菌を減らすことは、腸と肝臓を発がん性物質が循環するのを断ち切り、大腸がんのリスクを減らし、がんの肝臓転移の危険性を下げることにもつながります。

●飲む前に紅茶、コーヒー、緑茶、牛乳、チョコレートも

これらの**果物を食べるベストタイミングは、お酒を飲む直前**です。「飲みに行く前に果物を食べる時間なんてない」のであれば、添加物の入っていないジュースを飲むのもいいでしょう。果物は飲酒中に食べてもＯＫ、飲酒直後も少しは効果がありますが、長く時間がたってからではあまり期待できません。

紅茶、コーヒー、緑茶、牛乳、チョコレートなどにもアルコールの吸収を抑える働きがあるので、飲酒前にとると悪酔いが防げるでしょう。

サプリには注意を

――飲酒前のサプリメントはやめたほうが安心

どうして？

とればとるほど肝臓への負担になる！

●含まれているのは有効成分だけではない

ちまたには、さまざまな健康食品やサプリメントがあふれています。第3章で、肝臓の健康のためにぜひ積極的にとってほしい栄養素をいくつかあげていますが、「毎日忙しくて、いちいち栄養バランスを考えてなんか食べられない。必要な栄養素はサプリメントでとればいいだろう」と思う人もいるでしょう。また「最近、お酒に弱くなってきたから、飲む前に悪酔いを防ぐようなサプリメントを飲んでいこう」と考える人もいるでしょう。

しかし市販されている健康食品やサプリメントに

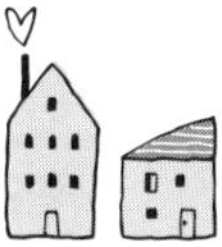

は、有効成分だけでなく、保存料などの添加物、飲みやすい錠剤や液状にするための混ぜ物などが含まれています。そうしたものすべての解毒を担当するのが肝臓です。ですから「体のためにいいだろう」と、健康食品やサプリメントをとればとるほど、肝臓には負担をかけていることになるのです。

●健康食品やサプリメントが原因でトラブルが起こる心配も！

人によっては、その健康食品やサプリメントに入っている成分でアレルギーを起こすかもしれません。また健康食品やサプリメントの成分に、アルコールが加わると、体によくない相互作用が起こる可能性もあります。

「肝臓にいいとされる健康食品やサプリメントをとることが、逆効果になる場合もある」ということを、ぜひ頭に入れておいてください。特にお酒を飲む前には、よけいなものは体に入れないほうが安心。**悪酔い防止なら、前項であげた果物など、自然のものをとるのがおすすめ**です。

空腹での飲酒はNG ——タンパク質やビタミン豊富なおつまみで、ゆっくり飲もう

どうして？

すきっ腹で飲むと肝臓がダメージを受けてしまいます

●肝臓だけでなく、胃にもよくない

肝臓がいちばんダメージを受けるのが、「すきっ腹で一気にお酒を飲む」ことです。

すきっ腹＝胃腸がからっぽの状態です。何も入っていないところに、いきなりアルコールがやってきたら、それまで休んでいた胃腸はせっせと働き、あっという間にアルコールを吸収するでしょう。すると**急激にアルコールの血中濃度が高まり、肝臓への負担が大きくなってしまいます。**動物実験においても、空腹状態でアルコールを飲ませたときより、エサを与えてからアルコールを飲ませたほうが、肝障害の程度が低か

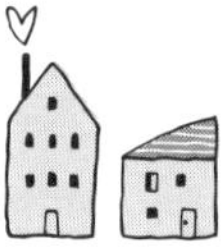

ったそうです。また胃に何も入っていないと、**アルコールが胃の粘膜を直接刺激するので、胃の健康にとってもよくありません。**

お酒を飲むときは、肝臓がアルコールを分解するときに必要とするタンパク質やビタミン類を補給できるおつまみを。また一人で飲むとピッチが速くなって、酒量が増えがち。友人との会話を楽しみながら、ゆっくり飲みましょう。

●ウイスキーのチェイサーのように水を合間にはさめば、酒量が減らせる

適量を守って、お酒を飲みすぎないコツの一つが、「お酒の合間に水を飲む」ことです。ウイスキーなどの強いお酒を飲むときは、チェイサーとして合間に水を飲みます。ぜひウイスキー以外のお酒でも試してみてください。

また、お酒を飲んだあとや翌日、のどが渇くことがあります。**アルコールには利尿作用があり、アルコールそのものの作用で口内やのどの粘膜も乾燥します。またアルコールを分解するときに、体内の水分がたくさん使われます。**そのため、翌日になってから体などの乾燥を実感する人もいるでしょう。こうしたことからも、お酒を飲む前、飲んでいる最中、飲んだあとの水分補給が必要です。

おつまみの選び方

同じ食べるなら、肝臓を守るおつまみを上手に選ぼう

どうして？

おつまみにも肝臓によくないものがある

●肝臓が喜ぶのは、肉や魚、大豆などのタンパク質

64ページで「すきっ腹では飲まない」と言いましたが、おつまみはおなかを満たすものなら何でもいいというワケではありません。おつまみにも肝臓を喜ばすものと、逆に肝臓によくないものとがあるのです。

肝臓にいいおつまみは、高タンパク、高ビタミンの食品です。高タンパクがいい理由は次の2つ。

1 肝臓そのものがタンパク質でできているから

2 アルコールを分解する酵素や、ウイルスを撃退する物質など、肝臓の重要な働きを持っている物質もタンパク質でできているから

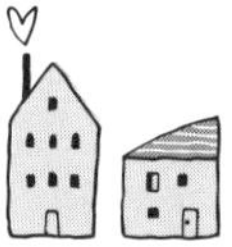

●良質なタンパク質を多く含む食品をとろう

タンパク質は約20種のアミノ酸で構成されていて、このうちの9種（必須アミノ酸）は体内で合成できないため、必ず食品からとらなければいけません。ちなみに必須アミノ酸をたくさん含むタンパク質を「良質なタンパク質」と呼びます。良質なタンパク質を多く含むのは卵、牛乳、大豆、肉や魚などです。

●飲んでいるときはもちろん、ふだんからビタミン補給を心がける

肝臓は炭水化物やタンパク質、脂肪などの代謝をする臓器ですが、この代謝時に必要なのがビタミンです。ビタミンは体内で合成されますが、必要量を満たせない場合もありますし、種類によってはほとんど作られないものもあります。ですから飲んでいるときはもちろん、ふだんから積極的にビタミンを補給するよう心がけましょう。

ビタミンはさまざまな食品に含まれていますが、果物を食べるのが手軽でおすすめです。

肝臓をいたわりつつ、お酒がおいしく飲めるおすすめおつまみ

ビール

お酒の中でも、飲み口が軽いので、脂や塩けがあるおつまみがおいしく感じられるでしょう。ただしビールと相性のいいおつまみは、少量でも高エネルギーのことが多いので、食べすぎには注意しましょう。

▶チーズ、ナッツ類、クラッカー、枝豆など

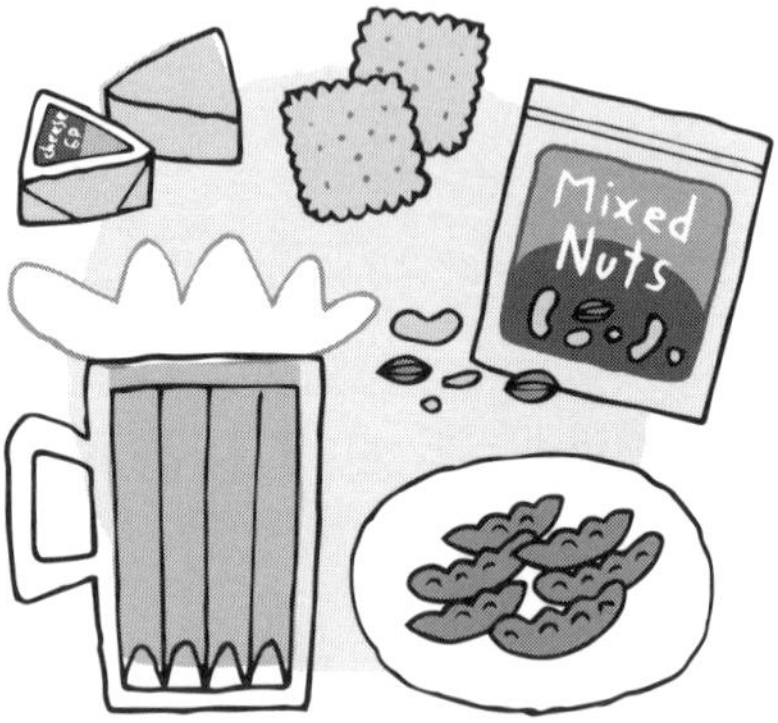

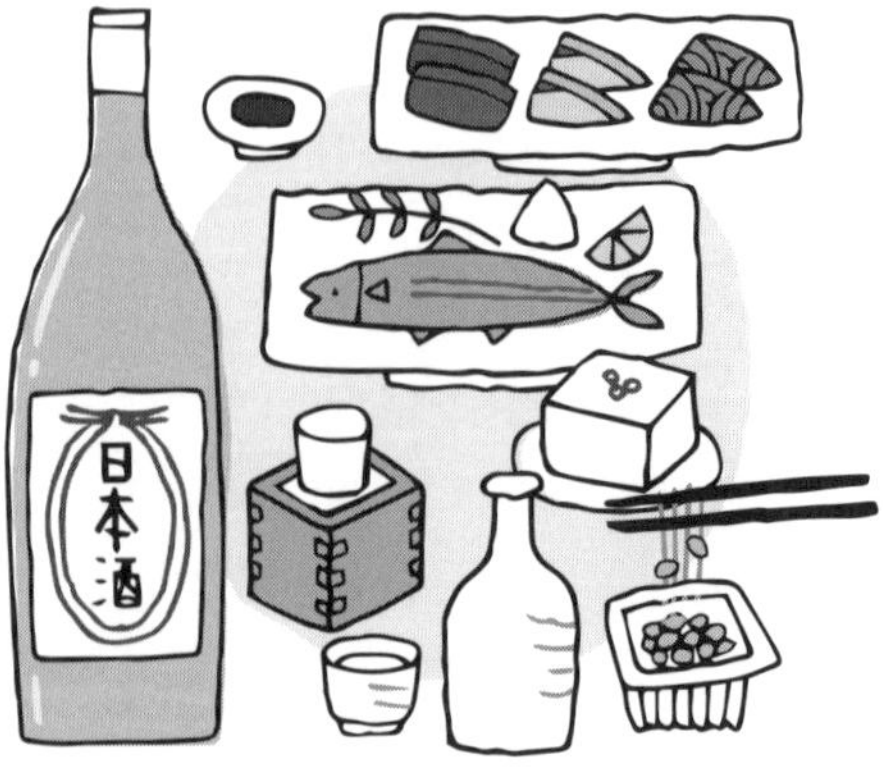

日本酒

コクのある日本酒。その味わいをそこなわないよう、おつまみはさっぱりとしたものがおすすめ。塩辛いものも合いますが、塩分はできれば控えめにしましょう。

▶刺し身、魚の煮物、焼き魚、豆腐、納豆など

ワイン

肉には赤ワイン、魚には白ワインといわれますが、肝臓の健康を守るという意味では、どちらを選んでもOKです。

▶肉、魚、ムール貝やカキ、ほたてなどの貝類、チーズなど

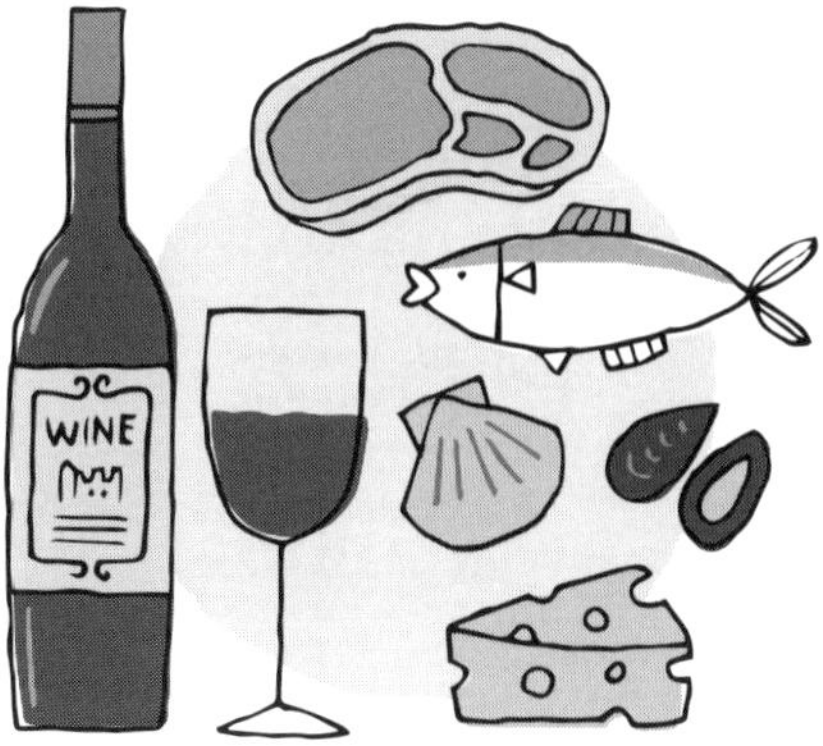

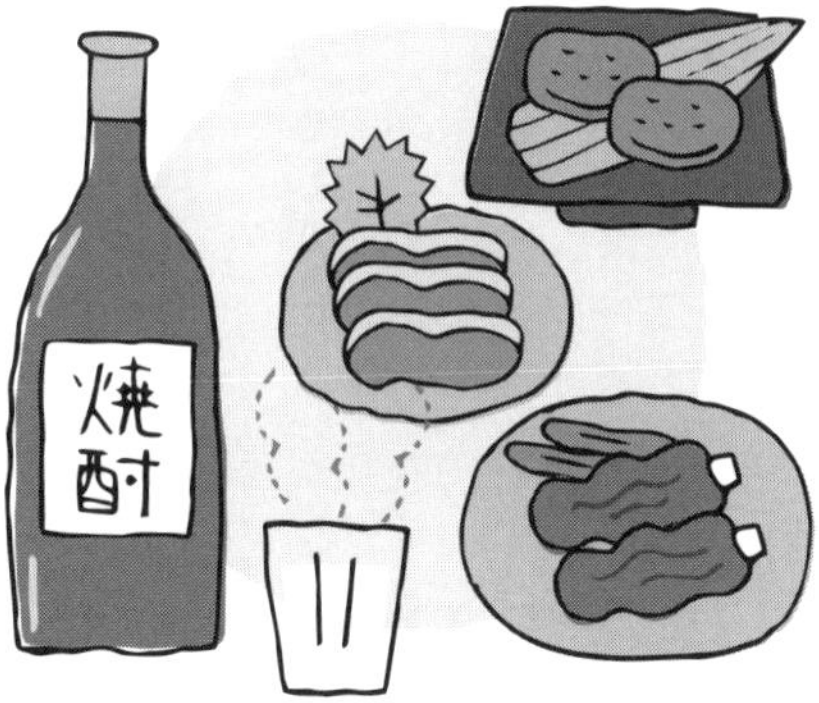

焼酎

アルコール度数が高いので、ストレートで飲むと胃粘膜にもよくありません。胃粘膜を守るため水やお湯で割って飲む、おつまみはタンパク質と脂質の多いものを選ぶといいでしょう。

▶さつま揚げ、豚肉など

注意! 肝臓の負担になるおつまみ

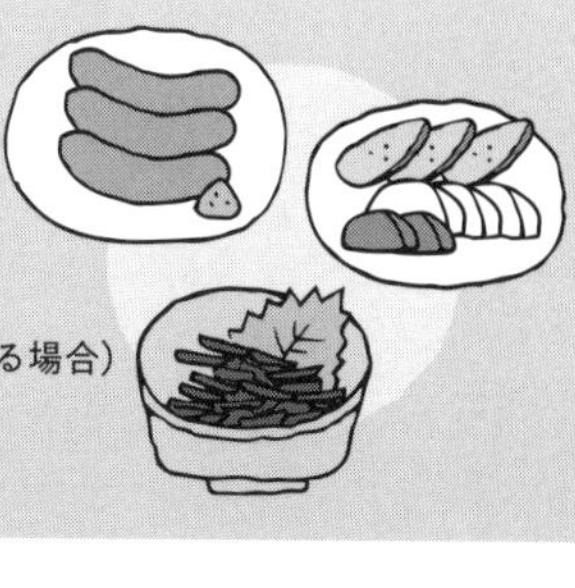

▶ソーセージ、漬け物、つくだ煮
（いずれも市販品で、食品添加物が入っている場合）

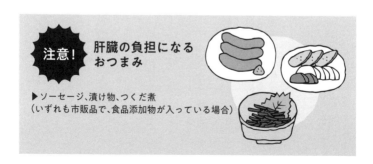

飲酒後の食事——

小腹がすいたときに脂っこいものを食べないこと

どうして？

余分な脂肪摂取で肥満になり脂肪肝に

●小腹がすいたら、糖分が含まれたものを少量

お酒を飲んだ帰り道、「なんだか小腹がすいたな」と感じることはありませんか？「そういえばお酒ばかり飲んで、あまり食べていなかったからな」「おつまみはごはんとは別。やはりおなかに何かたまるものを入れないと」と、帰りにラーメン屋さんに寄ったり、コンビニでスナック菓子やお弁当を買ったり、家に帰ってからお茶漬けを食べたりしたことのある人も多いでしょう。

なぜ飲酒後におなかがすくのでしょう？　お酒にもちゃんとエネルギーがあります。それなのに、なぜ空

腹だと感じるのでしょうか？

答えは、「体内に入ったアルコールのエネルギーの大半は、筋肉などですぐに使われてしまうから」です。**つまりアルコールでとったエネルギーは体内に蓄積される率が低い**のです。空腹を感じるのは「エネルギーが足りない」という体からの声で、「ごはんやめんなどに含まれる糖がないと、肝臓が働けないよ」という意味なのです。ですから〝お酒を飲んだあとに、何かを食べるのが悪い〟とも言い切れません。

ただし、**お酒を飲んだあとに何を食べるかが問題**です。

飲酒後、肝臓はアルコールを分解するため、せっせと働いています。そこにチャーシューメンやとんこつ系のラーメン、油で炒めたチャーハンや焼きそばなど、こってりとしたものを食べてしまったら、余分な脂肪摂取→肥満→脂肪肝につながる心配があります。

飲酒後に小腹がすいてガマンできないときは、フルーツやチョコレートなど、糖分が含まれたものを少量食べると血糖値が上がるので、体も満足できるでしょう。

飲酒は2種類まで
―お酒をちゃんぽんで飲むと酒量も増え、悪酔いや二日酔いをしやすい

どうして？

口当たりが変わるとつい飲みすぎ、総量がわかりにくい

●ちゃんぽんにすると肝臓に負担がかかる

ビールや焼酎、日本酒、ワインなど、お酒はその種類によって、アルコール以外のさまざまな成分が含まれています。何種類ものお酒を次々に飲むということは、そのさまざまな成分が入ってくるたびにそれぞれ体が対応しなくてはいけないので、1種類のお酒を飲むよりも、肝臓には負担がかかります。

また、**ちゃんぽんにすると、飲んだアルコールの総量がわかりにくい**もの。それに**種類をかえると口当たりが変わり、つい量を飲みすぎてしまう可能性が大！**

飲んだアルコールの量が、その人の肝臓の処理能力

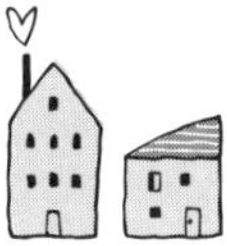

の範囲内であれば問題はありません。でも酔い始めると、なかなか飲酒量を適量にコントロールするのは難しいもの。「これぐらいなら、いいや」と自分に甘くなってしまいがちです。

たとえば「とりあえずビール！」にしたのなら、その後に飲むお酒は1種類にするなど、ふだんから1回に飲む種類は2つまで、と決めておくといいでしょう。

●夜遅い時間まで、たくさんの量を飲めばお酒に強い人だって、翌朝ツライ

アルコール処理能力には個人差がありますが、体重60kgの人が、1時間に処理できるアルコールの量は6～12g程度です。たとえば日本酒3合に含まれるアルコール量は約65g。ですからお酒に強い人であれば6時間ぐらい、そこそこ飲める人の場合は12時間ぐらいでほとんどのアルコールは分解されると考えられます。

何時まで飲むかも実はこのように大事。**アルコール分解にかかる時間のことも考えると、お酒は早めの時間に切り上げるほうがいい**のです。

理想は午後9時、遅くとも10時に切り上げるようにすれば、翌日の仕事や予定に響かないでしょう。

二日酔いに水分補給

二日酔いしてしまったら、たっぷり水分補給を

どうして？

二日酔い解消には体内のアルコールをまずは外に出すこと

●水を飲んでアルコール濃度を薄め、尿とともに排泄

「適量を守る」「何かをつまみながら飲む」「夜は早めに切り上げる」などを心がけても、二日酔いしてしまうこともあるでしょう。ツライ二日酔いを解消するポイントは、体内に残っているアルコールを外に出すこと、そしてアルコールが代謝されてできたアセトアルデヒドの分解を促進することです。

体内に残っているアルコールを外に出す方法として手っとり早いのが、水をじゃんじゃん飲んで汗をかくこと。水分を補給すると血中のアルコール濃度が薄まりますし、血中の水分が増えればアルコール分も尿と

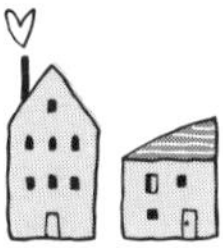

いっしょに排泄されるでしょう。

●フルーツや梅干し、しじみやあさりをとろう

何かを食べることも、二日酔い解消に効果があります。**食べ物が体内に入ると、肝臓の血液が増して、働きがアップ。代謝もスピードアップする**でしょう。二日酔いで吐き気があるときまで「無理に食べろ」とは言いませんが、食べられるのであれば食事をとったほうが早くラクになるでしょう。

おすすめはフルーツです。**フルーツに含まれる果糖は、アルコールの代謝を高める作用があります。**ただし食べすぎはいけません。果糖のとりすぎは中性脂肪の量を増やすので、脂肪肝を招いてしまいます。

昔から二日酔いにいいとされている梅干しもいいでしょう。**梅干しに含まれているピクリン酸は肝臓を活性化させる働き**があります。また飲みすぎたあとは胃腸も疲れているので、豆腐など消化のいいタンパク質もおすすめ。**肝臓を守る栄養素が含まれるしじみやあさりのみそ汁やスープを飲むのもいい**でしょう。

疲労時は飲まない

肝臓の働きが低下しているときは少量の飲酒でも肝臓の負担に

どうして？

疲れているときは、肝臓の働きも弱っている

●週に2日は休肝日にし、肝臓の働きを回復させる

「疲れているな」と自分で感じるときは、肝臓の働きも弱っているもの。そういうときは、お酒を飲むのを控えたほうがいいでしょう。「今日は酔うのが早いな」と感じるときは、間違いなく肝機能が低下しています。

肝臓の働きが低下しているときにお酒を飲むと、さらに肝臓に負担がかかります。**疲労を無視して飲めば飲むほど、肝機能は低下**します。ちなみにアルコール性肝硬変になったにもかかわらず、飲酒を続けていると、その5年生存率は35％以下！　いかに飲酒が肝臓に負担をかけるか、この数字からもわかるでしょう。

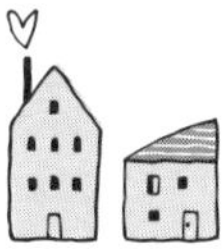

飲み会に出席するときなど、たとえば「**健康診断で注意されたので、最近、酒量を控えめにしている」「今日は体調が悪いので、お酒は1杯だけ」**など、**周囲に宣言しておく**のもいい方法です。

毎日お酒を飲んでいると、肝臓はそれに慣れて、アルコールを速く処理できるようになります。またお酒に弱かった人でも、毎晩のように飲んでいると、アルコールを分解する酵素の働きが高まって、そこそこ飲めるようになってきます。これらは、いわゆる「お酒に強くなる」状態。しかし、お酒に強くなる＝肝臓が強くなる、ということではありません。逆に、**お酒に強くなる＝肝臓をそれだけ酷使している**と考えてください。

習慣的に飲酒している人は、週に2日は完全にお酒を飲まない日を作りましょう。**肝臓は非常に回復力のある臓器なので、1週間に2日間しっかりと休ませてあげれば、傷んだ細胞もよみがえる**でしょう。

気をつけてほしいのが、休肝日は月曜日と木曜日のように離してとること。**連続して2日間休むより、24時間肝臓を休ませる時間を2回持つことが重要**です。

薬にお酒はNG

―アルコールも薬物の一種。薬を飲んだらお酒は飲まない！

どうして？

飲み合わせで危険な副作用があらわれることも

●飲酒で薬の作用が強く出ることも

薬とお酒をいっしょに飲むのは、とても危険です。ありがちなのは、「かぜをひいたから市販のかぜ薬を飲み、さらに日本酒を飲んで体を温めて寝よう」などというパターン。一見、なんでもないように思えますが、アルコールも薬物の一種ですから、飲み合わせる薬によっては、薬の作用が強く出る、逆に薬が効きにくい、新たな副作用が出る（＝薬物相互作用）心配があるのです。

●命にかかわる場合もある

特に**要注意なのは、睡眠導入剤です。睡眠導入剤と**

《アルコールといっしょに服用すると危険な薬》

必要以上に薬効をもたらす薬

- 睡眠導入剤
- 解熱・鎮痛薬
- 総合感冒薬
- 狭心症治療薬
- 精神安定剤
- 血糖降下薬

悪酔いを起こす薬

- 血糖降下薬
- 抗生物質
- 抗がん剤
- てんかんの薬

お酒をいっしょに飲むと意識障害を起こすこともあり、とても危険です。場合によっては命にもかかわります。

また「飲酒の習慣があると、手術時など麻酔が効きにくい」「糖尿病で血糖降下薬を使っている人がお酒を飲むと、薬が効きすぎて低血糖を起こす」ことがあります。

かぜ薬、頭痛薬、解熱剤などの薬を用いるときは、絶対にお酒は飲まないよう肝に銘じておきましょう。

Column 3

「二日酔いには迎え酒」は本当に効くの?

●肝臓をさらに働かせることに

「二日酔いのときは、冷たいビールをグイっと飲んだら、すっきりしたよ」。お酒好きな人の中には、「迎え酒で二日酔いなんか吹き飛ばすのが、真の酒飲み」と豪語する人もいます。

でも肝臓の健康を考えると、これはいちばんやってほしくないお酒の飲み方です。

二日酔いは、体内にアルコールや分解しきれないアセトアルデヒドが残っている状態です。そこにさらにアルコールを摂取すると、ずっと働き通しの肝臓に、さらに負荷をかけることになります。二日酔いの朝にビールなどのお酒を飲んでスッキリした気分になるのは、新たな酔いが加わって、気持ち悪さがマヒしているだけなのです。

迎え酒をしたからといって、何もよくなるわけではありませんので、肝臓をいたわる生活をしましょう。

第3章

肝臓をいたわる食べ方と、肝機能低下が気になる人におすすめの食材

肝臓の機能低下の要因は生活習慣に

非ウイルス性の肝臓病は食事や適度な運動で改善できる

どうして？

●肝臓の健康を守る食べ方、7つのコツ

肝臓の機能低下の要因は、お酒だけではありません。脂肪肝をはじめ、**非ウイルス性の肝臓病は飲みすぎ、食べすぎを避け、適度な運動で改善できる生活習慣病の一種と考えていいでしょう。ぜひ食生活も見直してください。**食生活で守るべき基本は次の7つです。

1　規則正しく食べる
2　栄養バランスを考えて食べる
3　適正な量のエネルギーをとる
4　良質なタンパク質をしっかり食べる
5　脂質や炭水化物はとりすぎない

6　ビタミン、ミネラル、食物繊維はしっかりとる
7　食品添加物は控える

●1日3回規則正しく食べると肝臓にいちばん負担をかけない

1日3回の食事を規則正しくとることは、体に備わっている生体リズムを整えるため、栄養バランスをとるために、とても大事です。しかし、朝食や昼食を食べる時間がなく、1日2食の人も少なくありません。1日2食以下にすると、1回の食事量が多くなり、肥満を招く心配があります。

1日3回の食事をとることは、肝臓の健康を保つためにも大切です。たとえば朝食をとらないと、午前中の活動エネルギーが足りません。すると肝臓は蓄えていたグリコーゲンをブドウ糖に分解し、各臓器や筋肉へと送ります。その結果、**肝臓を機能させるためのグリコーゲンが不足！　肝臓の働きが低下**するのです。

1日3回の食事のリズムが乱れている人は、まず朝食を食べることから始めましょう。そして夕食は就寝の3時間前までにとることです。

主菜をかえ、同じものを食べ続けない

栄養バランスの
整った食事のために
主菜は日がわりにする

どうして？

●栄養バランスを考えて、多種類の食材を少しずつ

「あらためて言われると、栄養バランスのとれた食事ってどんなもの？」と思う人も多いでしょう。そこで献立を考えるとき、メニューを選ぶときのコツをご紹介しましょう。

①多種類の食材を少量ずつ食べる

食品は種類によって含まれる栄養素が異なります。多種類の食材を少量ずつ食べれば、結果的にたくさんの栄養がとれることになります。

②主菜の材料は日がわりで

1日3食の中でも、肉、魚、卵、大豆製品など、まんべんなく主菜を選ぶといいでしょう。３食中の１食は大豆や大豆製品にして、残り２食を肉、魚、卵などにするのがおすすめです。

③副菜にはいろいろな種類の野菜を食べる

野菜のほか、きのこ、海藻など、３〜４種類以上を組み合わせて毎食とりましょう。

④いも、大豆以外の豆類は１日１回にする

いもや大豆以外の豆類は炭水化物を多く含み、高エネルギー。とりすぎないように気をつけてください。

⑤「もう１品」は低エネルギーのものを

副菜の「もう１品」は、野菜の煮物、きのこ、海藻など低エネルギーの食品や調理法を選びましょう。

⑥油を使った料理は１食につき１品にする

たとえば主菜が炒め物なら、副菜は油やドレッシングを使わないあえ物や冷ややっこなどにして、油をとりすぎないように。

太らない食事を心がけよう

肥満は生活習慣病や肝臓病のリスクに

どうして？

●ＢＭＩで、自分の体を客観視

肥満はさまざまな生活習慣病のリスクになるだけでなく、肝臓の健康にとってもよくありません。特に脂肪肝状態になっている人は、今以上に太らないようにコントロールし、人によっては少し減量するように頑張ってみましょう。しかし過酷なダイエットを課す必要はありません。まずは自分の肥満度を知るため、ＢＭＩを計算してみましょう（87ページ参照）。

ＢＭＩは身長に見合った体重かどうかを見る指標の一つで、22が基準とされています。**ＢＭＩを計算して「肥満」と出た人は、肝臓にも負担をかける食生活に**

BMIの計算式

BMI（Body Mass Index） ＝ 体重（kg） ÷ 身長（m） ÷ 身長（m）

BMI数値と肥満度

BMI	日本肥満学会による判定
18.5未満	やせ
18.5～25.0未満	ふつう
25.0～30.0未満	肥満1度
30.0～35.0未満	肥満2度
35.0～40.0未満	肥満3度
40.0以上	肥満4度

BMI（Body Mass Index）とは、WHO（世界保健機関）などで国際的に使われている肥満度を判定できる体格指標。日本の医療機関でも使用されている。

健康な人の標準体重1kgあたりの1日に必要なエネルギー量の目安

身体活動レベル「低い」	活動量が少ない場合や安静にしている人	25～30kcal
身体活動レベル「ふつう」	ふつうに仕事をしている人	30～35kcal
身体活動レベル「高い」	活動量が多い人	35kcal～

肝臓病の人の標準体重1kgあたりの1日に必要なエネルギー量の目安

脂肪肝の人	20～30kcal
それ以外の肝臓病の人	30kcal～

適正な食事量を算出するための計算法

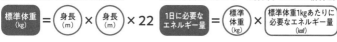

標準体重を算出するための計算法

標準体重（kg） ＝ 身長（m） × 身長（m） × 22

1日に必要なエネルギーを算出するための計算法

1日に必要なエネルギー量 ＝ 標準体重（kg） × 標準体重1kgあたりに必要なエネルギー量（kcal）

なっている可能性が大。ぜひ毎日の食事内容や食べ方を見直してください。

またあわせて、自分にとって適正な食事量を知っておくと便利です。1日に必要なエネルギー量は活動量によって異なりますので、上の表を参考にして、計算してみましょう。毎日体重測定をして、体重が増えたら、2〜3日で戻すように食事量を調節しましょう。

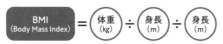

食欲がないときは、無理して食べない

肝臓が疲れている証拠
と受け止めて
肝臓の休息を

どうして？

●「疲れているから食べなければ」はストレスになる

「食事は1日3回、規則正しくとること」と言われても、食欲がないときもあるでしょう。そういうときは**「体や肝臓が疲れている証拠」と受け止めて、無理をしないことも大事**です。

食欲がないときは、ちょっと箸をつけて食べられるようだったら食べる、食べたくなかったら途中でやめてOK。「疲れているからこそ、なんとか栄養を体に入れないと！」と頑張ると、それがストレスになり心身をさらに疲れさせるでしょう。

食欲がないときは胃液の分泌も減っています。油の多い揚げ物や炒め物はもちろんですが、食物繊維の多いごぼうやれんこんなども消化に悪いので、避けたほうがいいでしょう。

●肝臓が弱りだす30代は、ほかの不調もあらわれやすい

また**肝臓の働きが落ちてくる30代、40代は血圧、血糖値など、ほかの数値も気になってくる年代です**。血圧が気になる人は、調味料を控えめにして塩分摂取量を減らしましょう。ハムやウインナソーセージ、かまぼこ、ちくわ、干物などの加工食品は塩分たっぷりで要注意です。血糖値が気になる人は、炭水化物をとりすぎない、太らない食事が基本になります。

胃腸など消化器の不調が気になる場合は、常に消化のいいものを選び、少量ずつよくかんで食べることを意識しましょう。とうがらしなど刺激の強い食べ物、アイスクリームやかき氷などの冷たい食べ物や飲み物、コーヒー、炭酸飲料は胃腸に負担をかけるので、なるべく避けたほうがいいでしょう。

腸の健康は、肝臓にとっても大事

脂肪肝になる人などは腸内細菌のバランスが悪いという報告がある

どうして?

●腸は免疫の要

ここ数年、腸の重要性が広く認識されるようになって、「腸は第2の脳である」と表現されることもあります。

なぜかというと、腸の役目は食べたものを消化し、栄養を吸収するだけではなく、免疫の要だからです。**人間が持つ免疫力の70%が腸に備わっている**といわれています。

また、しあわせホルモンと呼ばれるセロトニンやドーパミンは脳から分泌されますが、それを作るのも腸。しあわせホルモンの量が減ると、意欲が減退してうつ状態になる心配があります。

さて、腸内環境と肝臓の健康について直接つながるような研究報告は、残念ながらまだありません。しかし脂肪肝や非アルコール性脂肪性肝炎（NASH）になる人は、腸内細菌のバランスがくずれているようだという報告はあります。

非アルコール性脂肪性肝炎（NASH）とは

最近、お酒はほとんど飲まないのに、脂肪肝になる人が増えています。これを非アルコール性脂肪性肝炎（NASH）といい、中年以降の女性に多く、10年後には1～2割の人が肝硬変に移行するといわれています。NASHの決定的な原因はわかっていませんが、その改善には、やはり食事療法や運動療法が有効だとされています。

そもそも、日本には脂肪肝の人が約3000万人いると推定され、そのうち非アルコール性脂肪性肝疾患（NAFLD）は推定で1000万～2000万人、その中でNASHは10～20%ほどといわれ、100万～200万人程度と考えられています。

肝臓に脂肪がたまる（脂肪肝）と、肝細胞内のミトコンドリアで活性酸素が発生。活性酸素がミトコンドリアそのものを傷つけます。さらに活性酸素は中性脂肪を過酸化脂質に変えてミトコンドリアを傷つけ、肝炎が起こるのです。

《こんな人がNASHになりやすい》

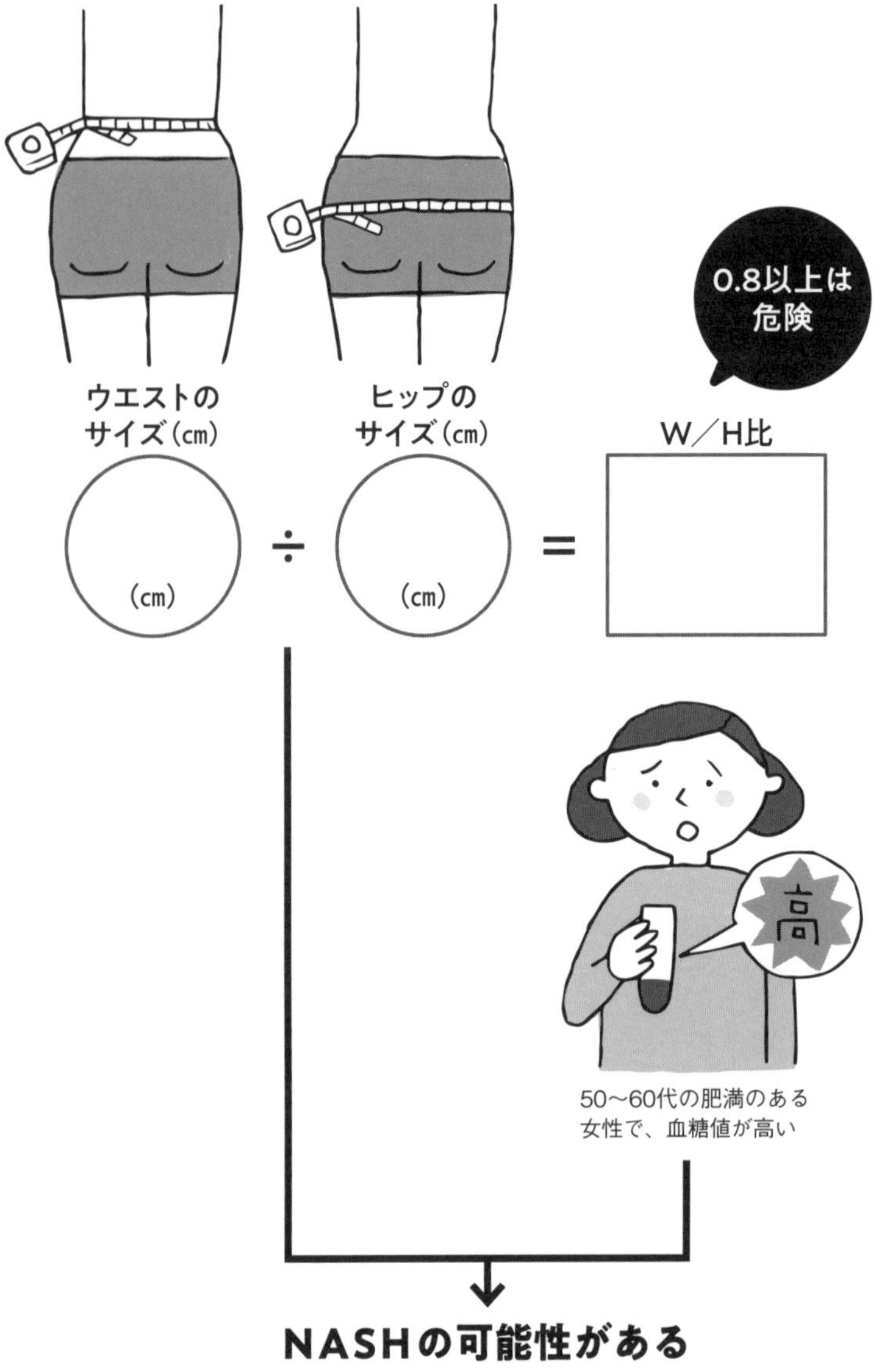

●腸内環境のバランスはちょっとしたことでくずれやすい

腸の中には１００兆個もの腸内細菌がいて、その働きから、健康によい働きをする善玉菌、よくも悪くもない日和見菌、体に悪い働きをする悪玉菌の３タイプに分けられます。ちなみに日和見菌は強い側につきます。ですから善玉菌を活性化させることができれば、日和見菌も善玉の味方として働き、腸内の健康を保てます。

腸内細菌の理想的な割合は、善玉菌２対日和見菌７対悪玉菌１の割合です。しかし食事やストレスなど、ちょっとしたことでこのバランスはすぐにくずれ、腸内環境は悪くなってしまいます。

腸内環境の悪化は便秘や下痢だけでなく、免疫力の低下につながります。ですから、腸内環境の悪化はさまざまな病気にかかりやすくなる、ということにつながるのです。肝臓の健康にとっても、腸内環境のバランスは大きく変化させないほうがいいでしょう。

炭水化物は、不足もとりすぎもよくない

どうして？

肝臓のエネルギー不足を招き、とりすぎは脂肪肝につながる

●炭水化物はグリコーゲンとして肝臓に貯蔵される

脂肪肝やNASHを予防するためには、炭水化物（糖質）をとりすぎないようにして、太らないことが大事です。しかしここ数年、ダイエット法として人気の糖質制限食のように、徹底的に炭水化物の摂取量を減らす必要はありません。

肝臓の健康を守るために積極的にとってほしいのがタンパク質（98ページ参照）です。しかしせっかく高タンパク質の食品をとっても、炭水化物が不足していると、そのかわりにタンパク質がエネルギー源として使われて、肝臓の回復などにまで回らなくなってしま

います。

また、タンパク質をエネルギーとして使おうとすると、その過程で有毒物質のアンモニアが発生してしまいます。このアンモニアを解毒するのは肝臓の役目。ですから炭水化物不足は2つの理由で、肝臓によくないのです。

タンパク質の働きを支え、肝臓の健康を守るためには、ごはんやパンなどの主食に多く含まれる炭水化物を〝適量〟とるように心がけましょう。炭水化物は体内に入ると、その一部がグリコーゲンに変えられ肝臓に貯蔵、肝臓の活動を支えるエネルギーになります。

ただしとりすぎはＮＧ。炭水化物をとりすぎると、中性脂肪が作られ、余った中性脂肪は肝臓にたまり、脂肪肝となります。

同じ炭水化物でも、砂糖は肥満や糖尿病に直結するので注意！ **肥満を防ぎ、肝臓をいたわるためには、精白米や精製した小麦で作った白いごはんやパンよりも、食物繊維をたっぷりと含んだ玄米や全粒粉パン、ライ麦パンなどがおすすめ**です。

ほどほどの量の脂質は必要

どうして？

脂質が足りないと肝臓の代謝が悪くなる

●極端な脂質制限は、肝臓の代謝の働きも悪くする

肝臓の元気がないときは、できるだけ肝臓に負担をかけないようにすること。肝臓に負担をかけるのは「飲みすぎ」「食べすぎ」「炭水化物のとりすぎ」、そして「脂質のとりすぎ」です。

肝臓の機能が落ちているときは、脂肪の処理能力も下がっています。脂質を多く含む食べ物は、脂身の多い肉や油をたくさん使って調理する揚げ物、炒め物など。しかし脂質の摂取を極端に制限するのもよくありません。

脂質は3大栄養素（食物に含まれる成分で、体にと

って必要なもの。残りの2つは炭水化物とタンパク質）の1つで、ビタミンA・E・D・Kなど、油脂にとける脂溶性のビタミンの吸収をよくする働きがあります。極端な脂質制限をして、**脂質が足りなくなると、脂溶性ビタミンの吸収が悪くなり、肝臓の代謝の働きにも悪影響を与える**でしょう。

総エネルギー量の20～25％が1日に必要な脂質の量で、30～40gが目安です。しかしふだん、私たちが食べている食品にもけっこう脂質が含まれているので、栄養バランスのとれた食事を心がけていれば、ほぼ必要量はとれてしまうでしょう。ですから、**ふだんから「脂っこい食事」は控えめにするほうが、肝臓にとっては安心**です。

また肝臓は有害物質の解毒をする臓器です。たとえば古くなった油（過酸化脂質）は体にとって有害なので、使い残した古い油を使うのはやめましょう。賞味期限を過ぎてしまったスナック菓子や揚げせんべい、インスタントラーメンなども、肝臓の健康のためには避けたほうがいいでしょう。

肝臓のためにはタンパク質が必要

タンパク質が
肝細胞の働きを高め
肝臓を修復する

どうして？

●積極的にとってほしい良質のタンパク質

肝臓の健康が気になる人、肝臓が疲れていると感じている人に、積極的にとってほしい栄養素がタンパク質です。**肝細胞の働きを高め、ダメージを受けた肝臓を修復するには、良質のタンパク質が欠かせません。**

肝機能を回復させるためには、肝細胞の細胞膜を正常にすることが大切ですが、細胞膜の90％がレシチンというリン脂質でできています。卵の黄身や大豆には、このレシチンが含まれています。魚には悪玉コレステロールを減らす多価不飽和脂肪酸や肝臓にいい働きをするタウリンが含まれています。

《おすすめのタンパク質源》

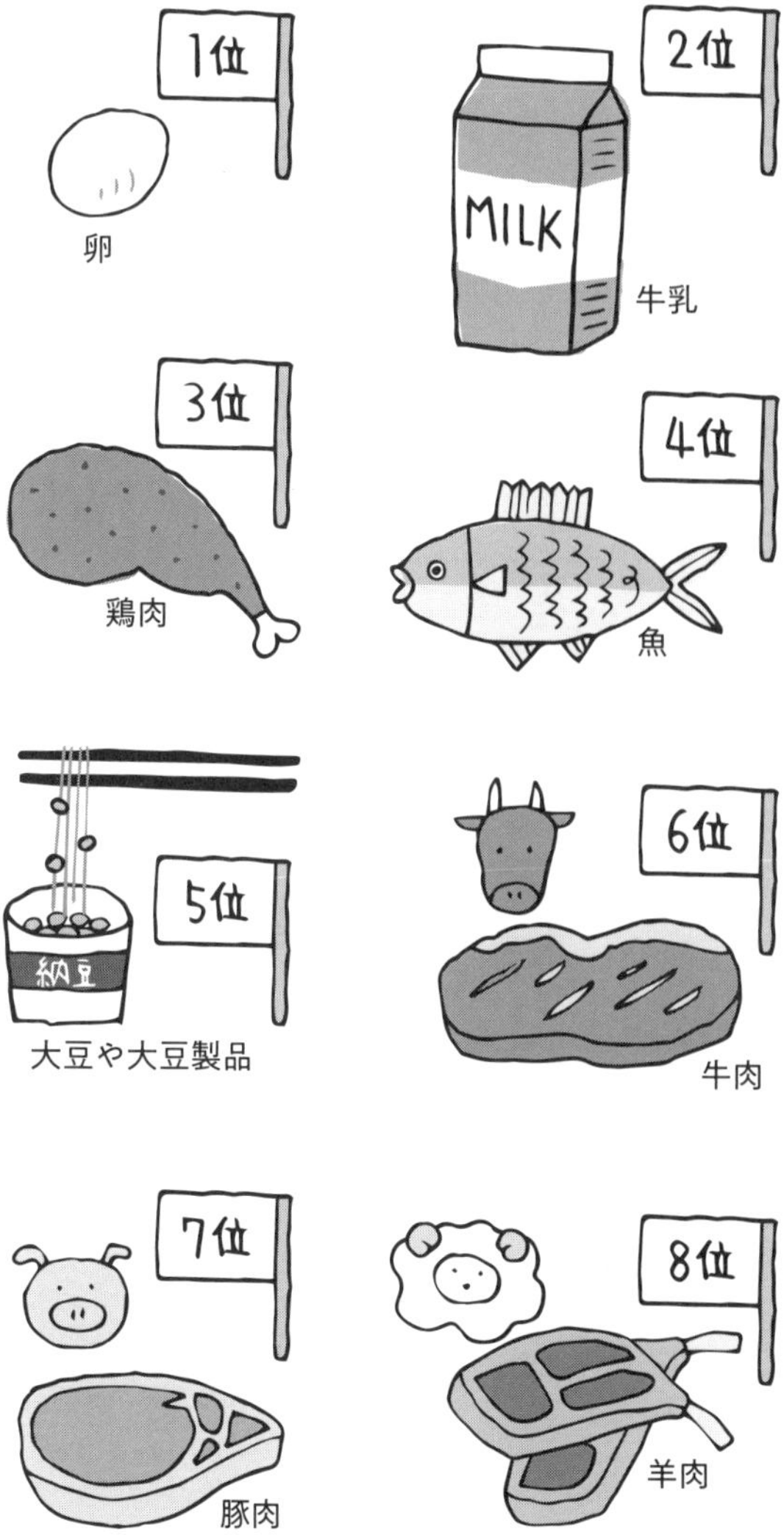

肝臓が働くときにはビタミンが必要

代謝や解毒などのほか
肝細胞の修復や
脂肪除去の働きも

どうして？

●肝臓が悪い人は、ビタミンもより多く必要に

ビタミンは、肝臓でタンパク質や炭水化物などが代謝されるときに働く酵素を助けて、これらの栄養素が効率よく使われるための触媒のような働きをしています。**肝臓の機能が落ちているときや、障害があると、ビタミンの欠乏が起こりやすくなります。**

ビタミンは肝臓の解毒作用にも関係しています。**体内に入った有害物質をスムーズに解毒できるのも、ビタミンが存在するから**です。

また、元気のない肝臓がビタミンを必要とするのは、ビタミン欠乏を補うためだけではありません。**ビ**

《特に不足しやすいビタミン》

ビタミンの種類	主な働き
ビタミンB1	炭水化物の代謝を促進し、中枢・末梢神経の働きを正常にさせる
ビタミンB2	アミノ酸や脂質、炭水化物の代謝にかかわり、タンパク質や胆汁酸、コレステロールの合成に作用する。体内の過酸化脂質の分解を助ける
ビタミンB12	アミノ酸の代謝を促進する。赤血球を増やし、神経系を正常に働かせる
ビタミンC	コラーゲンの合成に作用する。抗酸化作用をもち、免疫力を高める。抗がん作用を強化し、インターフェロンの合成能力を高める

タミンそのものが肝臓に侵入したウイルスと闘う、破壊された肝細胞を修復する、肝臓にたまった脂肪を取り除くといった働きもするからです。

なんらかの原因で肝細胞が破壊されると、ビタミンを貯蔵・合成する働きが低下します。ですから、**肝臓のトラブルがあるときは、健康な人の2～3倍の量のビタミン摂取が必要になる**のです。

豚肉は肝臓におすすめの食材

良質なタンパク源でアルコール分解時に必要なビタミンも豊富

どうして？

●豚肉はビタミンB群が豊富

欧米人にくらべると日本人の胃の粘膜は弱いといわれています。胃や肝臓を守る（特にお酒の害から）ために大事な栄養素は、タンパク質。**タンパク質は胃の粘膜を丈夫にする、アルコールで傷んだ粘膜を修復する、アルコール脱水素酵素を作る**など、重要な働きをします。タンパク質の中でも、**豚肉は良質なタンパク源であるだけでなく、ビタミンB群も豊富。ビタミンB_1はアルコールを分解するときに役立ち、ビタミンB_2は脂質の代謝にかかわり、脂肪肝になるのを防いでくれます。**ふだんの食事ではもちろんですが、お酒のお

《おすすめの肉の食べ方》

- ○野菜といっしょに蒸す
- ○牛肉（脂身の少ない部分）や豚肉を網焼きにする
- ○ゆで豚やしゃぶしゃぶにして、脂肪分を落とす

注意！　NGの肉料理

- とんかつ
- 串揚げ

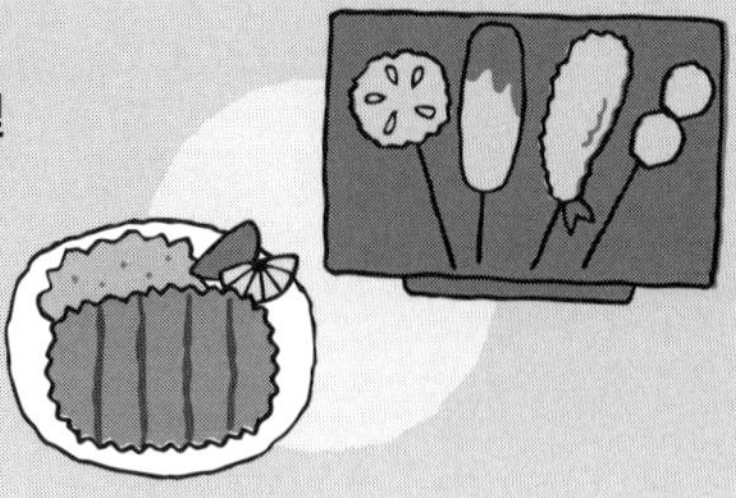

つまみでも豚肉をとるといいでしょう。

●豚肉や牛肉は、部位を上手に選ぼう

肉類を食べるときに気をつけたいのは、脂質です。豚肉や牛肉の場合は、脂肪がついたロースやバラ肉は避けてください。たとえばバラ肉を使った豚の角煮、スペアリブ、サーロインステーキ、サラミソーセージなどは避けたほうがいい食品です。

豚肉や牛肉でおすすめなのは肩肉やヒレ肉、もも肉など脂身の少ない部分です。鶏肉は牛肉や豚肉ほど、脂身は多くなく、特に胸肉やささ身は脂肪が少なく高タンパクなのでおすすめ。ただし胸肉を使う場合でも、脂肪分の多い皮は除きましょう。

レバーでビタミンBのほかAもとろう

どうして？

肝臓のトラブルが進むと、ビタミンAの貯蔵場所がなくなる

●肝細胞の数が減ると、ビタミンAの貯蔵場所が減る

レバーにも、前項で取り上げたビタミンB群が豊富です。お酒の飲みすぎで肝臓に障害が起こると、同時にビタミンB群欠乏症になる人がとても多いもの。これは肝臓でアルコールを分解するときにビタミンBが使われるためです。

また逆に**ビタミンB群が不足している人は、アルコールによる肝機能障害を起こしやすい**でしょう。

レバーにはさらにビタミンAも含まれています。

ビタミンAが主に働く場所は目や皮膚の細胞ですが、貯蔵される場所は肝臓です。ですから、もし、ア

ルコールや食べすぎで脂肪肝になり、さらに肝臓のトラブルが進むと肝細胞の数が減り、ビタミンAを貯蔵する場所が減ってしまいます。

ビタミンAが不足すると、薄暗いところでものが見えにくくなる、角膜や結膜、皮膚などが乾燥し角質化するなどの症状があらわれます。

●ビタミンAは食品からとろう

ビタミンAが多く含まれる食品は、レバーのほか、にんじん、ほうれんそう、ブロッコリーなどの緑黄色野菜です。**ビタミンAは脂溶性なので、油といっしょに調理すると効率よく体内に吸収されます。**

一方で、ビタミンAは過剰にとるとよくありません。大量に摂取したときに、ビタミンA過剰症といって、頭痛、食欲不振、筋肉痛、微熱などの症状が出ることがあります。しかし、サプリメントを常用してビタミンAが過剰にならなければ、まず心配はありません。通常の食事をしている限り、ビタミンAをとりすぎることはないでしょう。

魚に含まれる脂質は脂肪肝の予防に

多価不飽和脂肪酸が肝臓で中性脂肪の合成を抑えて、脂肪肝を予防

どうして？

●魚に豊富なタウリンという成分も見逃せない！

魚が肝臓におすすめのタンパク源だという理由は2つあります。

1つは魚の脂質にはEPA（エイコサペンタエン酸）、DHA（ドコサヘキサエン酸）という「多価不飽和脂肪酸」が含まれていること。EPAやDHAは脳の健康にいいと注目されている物質ですが、これら**多価不飽和脂肪酸は肝臓での中性脂肪の合成を抑えるので、脂肪肝の予防**につながります。

肝臓の中性脂肪が減ると肝臓から放出される中性脂肪も減り、その結果、悪玉のLDLコレステロールを減らすことができます。

もう1つは、タウリンが豊富に含まれていること。**タウリンは肝臓での代謝をスムーズにして胆汁の分泌を促進する、肝細胞の再生を助ける、肝機能を維持するのに役立ちます。**

EPAとDHAの多い魚介と100gあたりの含有量

（単位：g）

魚の種類	100gの目安	EPA	DHA
あじ（真あじ）	小2尾	0.3	0.6
あなご（蒸し）	小2尾	0.8	0.5
いわし（真いわし）	大1尾	0.8	0.9
うなぎ（かば焼き）	1串	0.8	1.3
かつお（秋獲り）	刺身（5～6切れ）	0.4	1.0
きんき	1尾	1.3	1.5
銀鮭	1切れ	0.3	0.9
鮭（白鮭）	1切れ	0.2	0.5
さば（太西洋産）	大1切れ	1.8	2.6
さば（水煮缶詰）	約1／2缶	0.9	1.3
さわら	1切れ	0.3	1.1
さんま	1尾	1.5	2.2
スズキ	1切れ	0.3	0.4
たちうお	小1切れ	1.0	1.4
にしん	2／3尾	0.9	0.8
にじます	大1尾	0.1	0.6
ハタハタ	5尾	0.4	0.5
はまち（養殖）	刺身（5～6切れ）	0.4	0.8
はも	2切れ	0.2	0.6
ぶり	刺身（5～6切れ）	0.9	1.7
ほっけ開き	1／2尾	1.0	0.7
本まぐろ（トロ）	刺身（5～6切れ）	1.4	3.2
真さば	大1切れ	0.7	1.0
真だい（養殖）	1切れ	0.5	0.8
身欠きにしん	2本	0.8	0.6

参考資料：「日本食品標準成分表2020年版（八訂）」

エラスターゼを含む小魚に注目!

エラスターゼが
脂肪の分解を促し
脂肪肝を改善

どうして?

●タウリンとコレステロールの割合もチェック

107ページでお話ししたタウリンですが、注意してほしいのがコレステロール量です。含まれている**コレステロール量が多すぎると、肝細胞の細胞膜がかたくなり、正常に働くのを邪魔**してしまいます。

本項では、**「食品にタウリンがコレステロールの何倍含まれているか」を表すT/C比**もご紹介しましょう。**T/C比が2・0以上あれば血中コレステロールを下げ、肝臓にもいい**とされています。

●エラスターゼには動脈硬化を防ぐ作用も

ししゃも、うるめいわし、わかさぎ、じゃこなど、

《魚介類と肉のタウリン／コレステロール比》

食品名		タウリン（mg／100g）	コレステロール（mg／100g）	T／C比
真あじ		228.9	63.4	3.6
真いわし		175.7	77.4	2.3
かつお		163.7	55.4	3.0
もんごういか		424.9	137.5	3.1
さば		168.0	61.8	2.7
さんま		186.6	71.2	2.6
きだい		388.5	98.5	3.4
真だい		192.9	69.0	2.8
ぶり		187.2	48.2	3.9
牛	肩ロース	48.8	79.4	0.6
	レバー	45.2	281.9	0.2
鶏	胸肉（皮なし）	14.3	55.5	0.3
	レバー	129.4	372.6	0.3
豚	肩ロース	50.9	61.2	0.8

参考資料：『食品・料理のコレステロール量早わかりハンドブック』（主婦の友社刊）

小魚に含まれている「エラスターゼ」は血管の弾力性を保ち、動脈硬化を防ぐ作用があります。

しかも**エラスターゼには脂肪の分解を促す働きがあり、脂肪肝が改善される**ことがわかっています。実験によって、肝硬変を予防する働きも確認されています。

「カキを食べると悪酔いしない」は事実！

肝臓がしっかりと働く栄養素がバランスよく含まれている

どうして？

●肝臓のパワーの源となるグリコーゲンも豊富！

「酒飲みは、カキを食べるといい」「カキを食べると悪酔いしない」、昔からよくそんなふうにいわれています。これは迷信ではなく、事実！　**カキには肝臓をアルコールの害から守る働きがある**のです。

最初にもお話ししたように、肝臓は「代謝」「胆汁の分泌」「解毒」など、体にとって大切な働きを担当しています。肝臓がしっかりと働くには、グリコーゲンやアミノ酸、各種ビタミンやミネラルが必要ですが、カキにはこれらの栄養素がバランスよく含まれているのです。

さらにカキの身には肝臓のパワーの源となるグリコーゲンが豊富。またカキにはグルタミン酸、グリシン、メチオニン、シスチン、タウリンなど各種アミノ酸が含まれ、これらが体内の毒素を分解して体外に運び出します。

●加熱すると、大切なビタミンが失われてしまう

アルコールは肝臓で分解され、アセトアルデヒドという体に悪さをする有害物質に変わります。カキに含まれているグリコーゲンやアミノ酸、亜鉛などは肝臓の働きを高める作用があるので、このアセトアルデヒドの分解・無毒化をサポートするのです。また、これらのアミノ酸は、破壊された肝細胞を修復するときの材料にもなります。

カキはできれば生で食べるといいでしょう。熱を加えるとビタミン類が失われる心配があり、ビタミンが失われるとミネラルやタウリンも効率的に摂取できないのです。**「生が苦手」な人は、さっとあぶる、ゆでるなど、加熱しすぎない食べ方がおすすめ**です。

タウリンが豊富なしじみはみそ汁に！

どうして？

水にとけやすいので
みそ汁やスープに
するのがおすすめ

●しじみには肝臓の働きを助ける成分が

「二日酔いの朝は、しじみのみそ汁を飲めばいい」といわれます。これにもちゃんと理由があるのです。

しじみには、肝臓にとって必要な栄養素のタンパク質、ビタミン、ミネラルのほか、タウリンが含まれています。タウリンには肝細胞の膜を丈夫にする作用があります。つまり、**しじみのタウリンをきちんととれば、ダメージを受けた肝細胞が修復されるとき、肝細胞の膜（細胞の壁）を丈夫に作ってくれる**のです。

さらにタウリンは肝細胞でＡＴＰという酵素の合成を高める働きをします。肝細胞が修復・再生されると

《タウリンが豊富な食材》

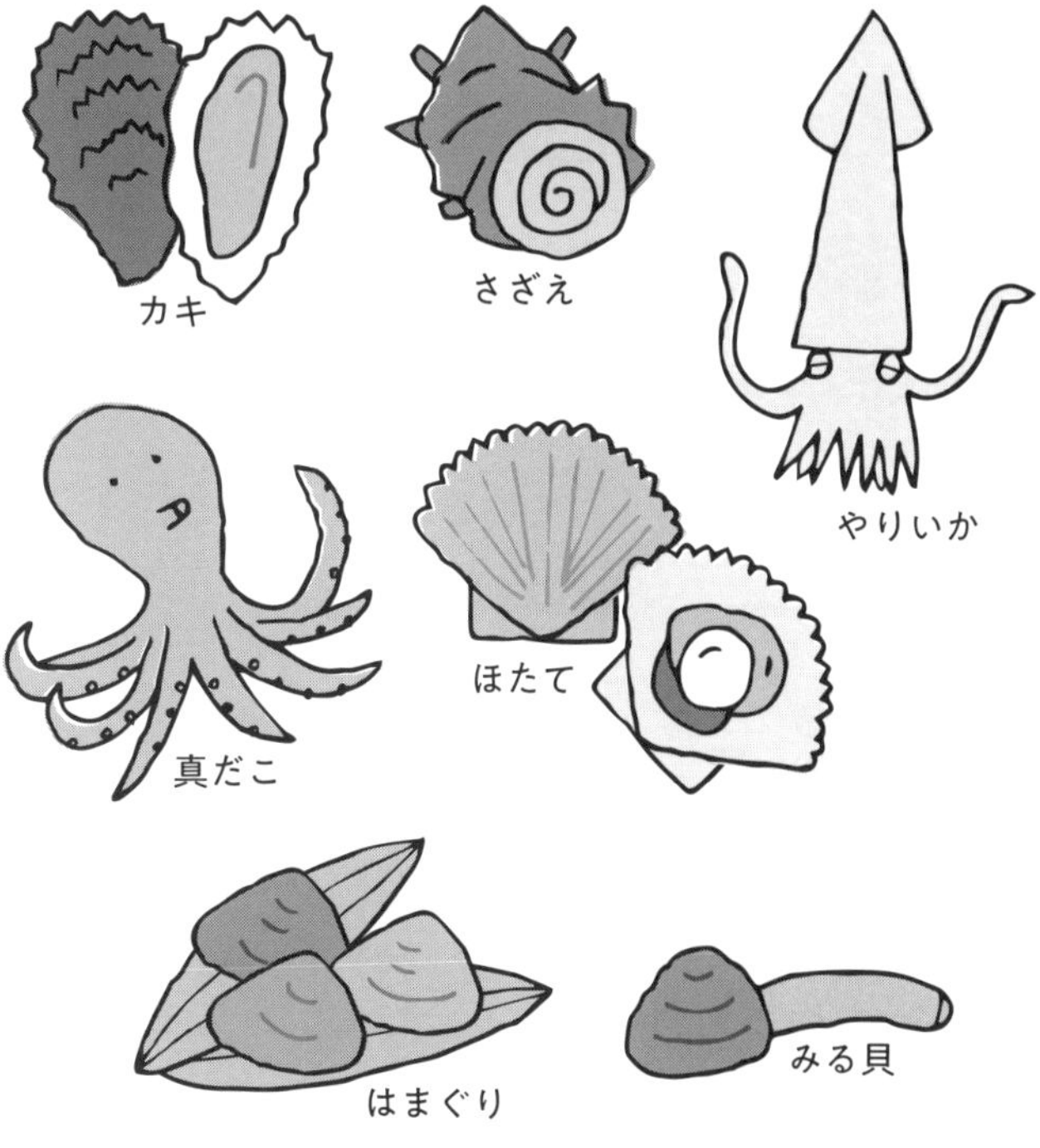

きには、十分な量のATPが必要。ですから**タウリンを補給できていれば、ATPがどんどん合成され、肝臓も元気になる**のです。

そのほか、**しじみにはメチオニンやビタミンB_{12}など肝臓の働きを助ける成分も含まれています。**

タウリンは水にとけやすい性質がありますので、しじみはみそ汁やスープなどの汁物でとるのがおすすめです。

卵や大豆は、毎日とりたい優秀食材

どちらも栄養価が高く
肝臓のために働く
成分もたっぷり

どうして？

●大豆は消化がイマイチなので、納豆を食べよう

肝臓におすすめのタンパク質源1位の卵には、実は先に説明したビタミンB群もビタミンAも含まれています。また生でも食べられるし、ゆでても、焼いても、野菜などと炒め物にしてもOKと、食べ方が豊富で調理も簡単です。

卵の黄身にはレシチンというリン脂質が含まれているのですが、これは肝細胞の細胞膜を構成する大事な成分です。レシチンには脂質の代謝をよくする働きもあります。

栄養価が高く、「畑の肉」と称される大豆にもレシ

チンは含まれています。さらに大豆は低エネルギーで、脂肪肝を抑える不飽和脂肪酸（オレイン酸、リノール酸、α-リノレン酸など）がたっぷり、脂肪を分解するコリンも含まれています。

ところが大豆は消化がよくありません。そこで肝臓の健康のため、日常的に食べるなら納豆をおすすめします。煮豆だと消化率は65%です。しかし、納豆にすると80%以上にアップするので、その栄養分をしっかりと体内に取り入れることができます。

また**納豆にもビタミンB群が豊富。ビタミンB_2は脂質の代謝に欠かせないので、脂肪肝の予防&改善**につながります。そして特に注目してほしいのが、ビタミンB_{12}です。

ビタミンB_{12}は大豆には含まれないのですが、納豆菌が作り出す栄養素。**ビタミンB_{12}はタンパク質や脂質、炭水化物の代謝を活発にしたり、神経と血液を元気にしたりする作用**があります。さらに**納豆に含まれるムチンは肝機能を高め、ナットウキナーゼは血栓をとかし、血液をサラサラにする健康効果**があります。

小松菜やパプリカでビタミンCを補給

ビタミンCは
解毒時に働く酵素の
働きも高める

どうして？

●ビタミンCは二日酔いにもおすすめ

お酒が体内に入ると、肝臓でアルコール脱水素酵素により、アセトアルデヒドに変化します。そしてアセトアルデヒド脱水素酵素の働きで、さらに水と二酸化炭素に分解されます。この**アルコールを分解するときに働くアルコール脱水素酵素とアセトアルデヒド脱水素酵素の働きを高めるのが、ビタミンCの役目**です。

肝臓には「チトクロムP450」という、解毒に重要な酵素がありますが、ビタミンCはこの酵素の働きも高めます。

ですから、お酒を飲むときはビタミンCが豊富な小

《ビタミンCで肝臓を守ろう》

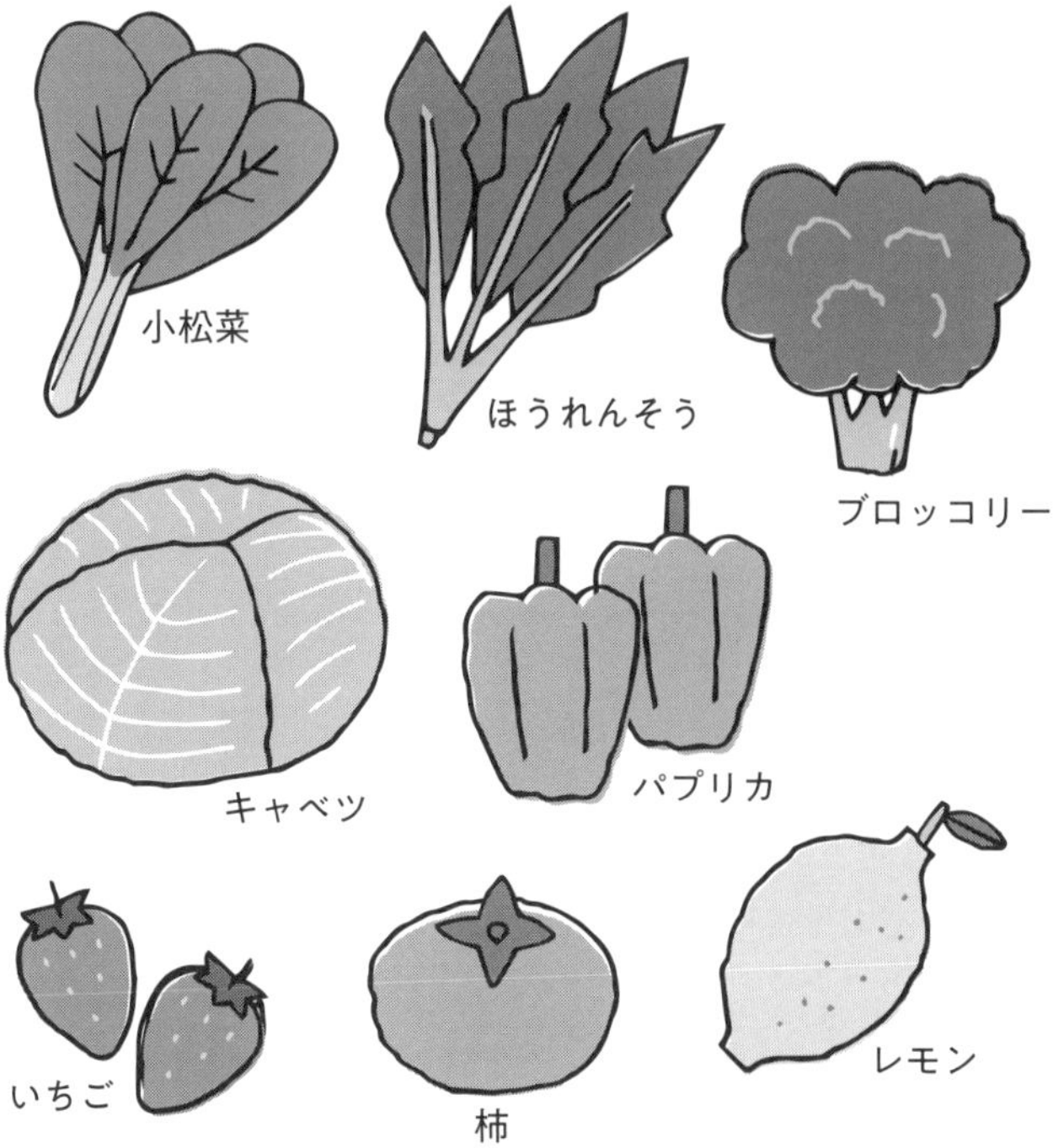

松菜やほうれんそう、パプリカ、ブロッコリー、キャベツなどのサラダをまずおつまみとして食べるといいでしょう。

ビタミンCには、二日酔いの原因の一つとされる添加物（フーゼル油）の分解を早める働きもありますので、飲酒前にビタミンCを含む果物などを食べておくのも有効。アルコール分解が速まり、悪酔いなども抑えられるでしょう。

β-カロテンは肝臓を病気から守る

肝臓病の原因となる活性酸素を抑える働きがある

どうして?

●かぼちゃなどのβ-カロテンは、抗酸化物質

104ページで、ビタミンAの重要性についてお話をしました。ビタミンAになる前の物質の**β-カロテンも大事で肝臓病の原因になる活性酸素を抑える働きがあります。** β-カロテンは体内で必要に応じて、ビタミンAとして働くのです。

エネルギーを作るなどの代謝時の副産物として、活性酸素は生まれます。この活性酸素が過剰になると、細胞が酸化して老化やがんなど、さまざまな病気を招きます。

ですから**β-カロテンなどの抗酸化物質をしっかり**

ととることは、肝臓を守るだけでなく、全身の健康維持につながるのです。

●かぼちゃは皮ごと食べると、栄養分をしっかりとれる

β-カロテンが豊富に含まれている食品はかぼちゃ、にんじん、ほうれんそう、ブロッコリーなどの緑黄色野菜です。

かぼちゃにはβ-カロテンのほかにも、抗酸化成分としてポリフェノール、ビタミンC、ビタミンE、そして腸内環境を整えるために大切な食物繊維なども含まれています。「冬至にかぼちゃを食べると、かぜをひかない」と昔からいわれるほど、栄養価が高いかぼちゃですが、そのビタミン類やポリフェノールは特に皮やワタに豊富に含まれています。

ドイツではかぼちゃの種を薬用に使っているとか。**かぼちゃの栄養を余すことなく取り入れるため、煮物や炒め物にしたり、スープにしたり、皮や種ごと食べる調理を工夫しましょう。**

ビタミンE不足で脂肪肝の心配が！

どうして？

不足すると脂質の代謝が悪くなり肝臓に脂肪がたまる

●肝臓に負担をかけそうなときはビタミンEをとろう

アルコール性肝障害になるとビタミンB群だけでなく、ビタミンA、ビタミンC、ビタミンEも欠乏します。またウイルス性や薬剤性など非アルコール性肝障害の患者さんの約40％にも、ビタミンA、C、Eの欠乏が見られるといわれています。

ビタミンEは脂質の代謝を高める作用があります。ビタミンEが不足して脂質の代謝が落ちると、肝臓に処理しきれない脂肪がたまり、脂肪肝を招くこともあります。

またビタミンEは肝臓の細胞膜を傷つける過酸化脂

《肝臓に障害を起こしていると欠乏するビタミン》

ビタミンの種類	主な働き
ビタミンA	粘膜を強くしたり、免疫力を高めたりする働きがある。高い抗酸化力も。
ビタミンC	コラーゲンの合成に作用。抗酸化作用を持ち、免疫力を高める働きがある。抗がん作用を強化し、インターフェロンの合成能力を高める。
ビタミンE	肝臓に蓄えられ、肝機能を高める。抗酸化作用を持ち、不飽和脂肪酸の酸化を防いで細胞膜を健全に保つ。毛細血管の血行を高め、がん細胞の成長を妨げる。

質の発生を防ぐ抗酸化物質でもあり、**ビタミンEをしっかりとることは薬の服用が原因の薬剤性肝障害の予防**にもつながります。ビタミンAはとりすぎると害がありますが、ビタミンEはその心配がありません。**薬を飲むとき、お酒を飲むときは、ビタミンEを多く含む食材をどんどん食べるといい**でしょう。

ビタミンEを多く含むのはかつお、あじ、さんま、かぼちゃ、ブロッコリー、米油・コーン油・サフラワー油などの植物油です。

キャベツは、肝臓や胃にやさしい

タンパク質の合成や
消化粘膜の修復を
助けるビタミンを含む

どうして？

●キャベツは熱で栄養が壊れやすい

肝機能が低下するとビタミンが欠乏するとお話ししましたが、みなさんは「ビタミンU」という栄養素をご存じでしょうか？

ビタミンUはキャベツから発見されたため「キャベジン」とも呼ばれますが、タンパク質の合成や消化粘膜の修復を助ける働きがあります。**臨床試験で、肝炎の患者さんにビタミンUを与えたところ、AST（GOT）、ALT（GPT）などの検査値が改善されたという報告も。**そのほか、キャベツにはビタミンCや食物繊維、カルシウムなどの栄養素も含まれています。

キャベツの栄養は熱に弱いので、サラダやせん切りにするなど、できるだけ生で食べるのがおすすめ。キャベツを食べるとき、外側の葉や芯の近くの部分を捨ててしまう人がいます。しかしキャベツの栄養素はこの部分にこそたっぷり含まれているので、外側の葉や芯も余さず、上手に食べましょう。

●もやしも、肝臓の健康が気になる人におすすめの食材

もやしにはビタミンB_1（アルコール分解時に役立つ）、B_2（脂肪肝を防ぐ）などのB群がバランスよく含まれており、さらに豆の状態では存在しないビタミンC（アルコール分解時に役立つ）も含まれています。

もやしはほかの野菜よりも**良質の植物性タンパク質を含んでいるので、弱った肝臓を元気にする効果がある**と言えるでしょう。もやしに含まれるビタミンは水溶性なので長時間水に浸さないこと。加熱しすぎも栄養素がそこなわれるのでよくありません。もやしならではの、シャキッとした食感を楽しむ食べ方をしましょう。

便秘は肝臓の負担に。食物繊維で解消

便秘の有害物質は
肝臓が解毒するため
排便はスムーズに

どうして？

●食物繊維をとると、ダイエットもスムーズになる！

便秘というと女性に多い悩みと思いがちですが、「男性の20％が便秘に悩んでいる」という調査報告もあるとか。便が大腸の中に長くとどまっていると、腸内細菌で腐敗・発酵して、アンモニアやメタンなどの有毒なガスや有害物質が発生します。これらの有害物質は肝臓が解毒しなければならないので、**便秘＝肝臓に負担をかけている**ことになります。

便秘解消にいいのがごぼうなどの食物繊維です。食物繊維は腸を刺激して、蠕動《ぜんどう》運動を活発にし、さらに腸内で水分を吸収して便をやわらかくして、排便を促

《食物繊維の多い食べ物》

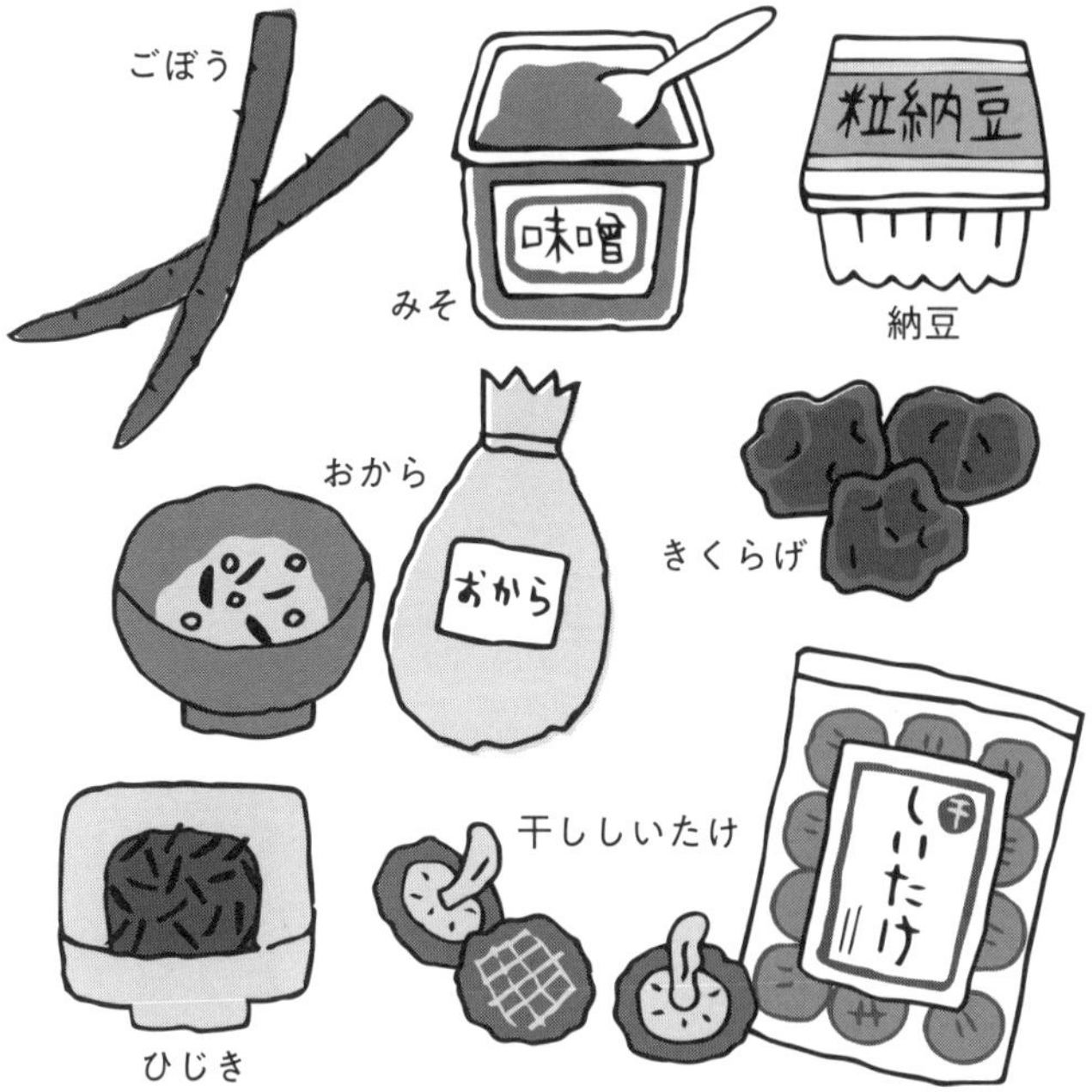
ごぼう
味噌
みそ
粒納豆
納豆
おから
おから
きくらげ
ひじき
干ししいたけ
しいたけ

します。

脂肪肝の改善には食事の見直しと運動で、体重を落とすのが基本ですが、このとき食物繊維をたくさんとるようにすると減量もスムーズでしょう。また肝硬変になってしまった場合は、便秘予防のため食物繊維はしっかりとらなければいけません。

さらに、食物繊維は脂質の吸収を抑える働きもあります。**肉などの脂肪を食べるときは、いっしょに食物繊維をとる**クセをつけましょう。

イノシトールは脂肪肝の予防&改善に

どうして？

体内の脂肪の流れをスムーズにし、脂肪が肝臓にたまりにくい

●オレンジに多く含まれるイノシトール

ビタミンB群の仲間に「イノシトール」という水溶性のビタミン様物質があります。**イノシトールは体内の脂肪の流れをスムーズにする働きがあります。その結果、余分な脂肪が肝臓にたまりにくく、脂肪肝を予防&改善する**と考えられています。

そのほか、イノシトールには血液中のコレステロール値を正常にする、末梢血管を広げる作用もあるそうです。

イノシトールは体内でも合成できますが、脂肪肝対策として十分な量を食事からとるよう心がけましょ

《イノシトールの多い食べ物》

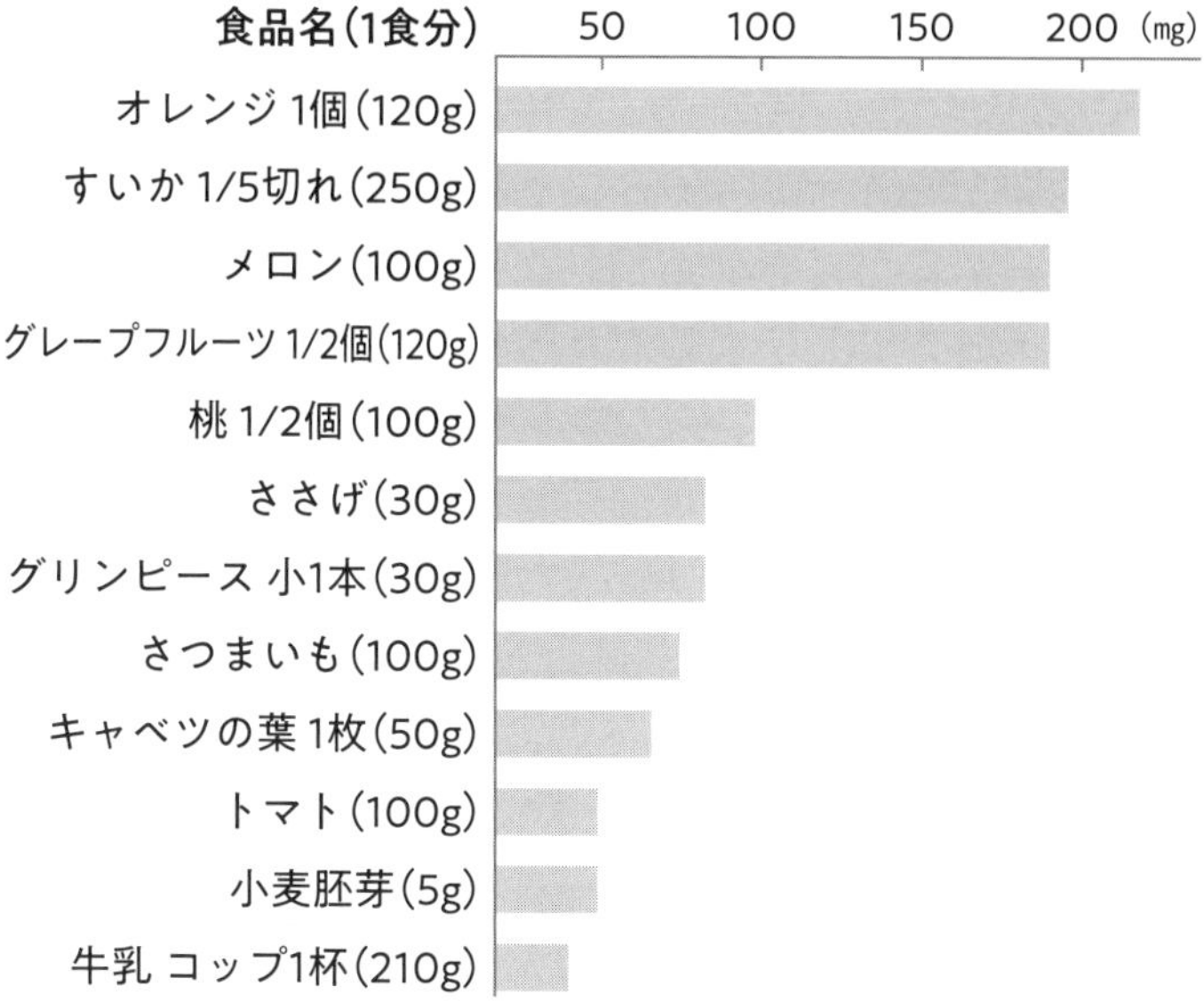

参考資料：「栄養成分バイブル」(主婦と生活社)

う。

理想の摂取量は1日500～2000mgといわれていますが、オレンジ1個に含まれるイノシトールは約250mgなので、目安は1日2個。食べてもいいし、しぼってジュースにして飲んでもかまいません。ただし市販のジュースは糖分が入っているので避けましょう。ちなみに、コーヒーなどに含まれるカフェインは、イノシトールを消費してしまいます。**コーヒー好きな人はより積極的にイノシトールをとるといい**でしょう。

ごまやみそも肝臓に有効に働く

肝臓には抗酸化力や
解毒作用のある
栄養素を含む食材を

どうして？

●ごまに多く含まれる「セサミン」をとろう

肝臓の大切な仕事の一つに「代謝」があります。食事後、食べ物は胃腸で消化吸収され、肝臓経由で各組織に運ばれます。この肝臓での代謝時に活性酸素が発生しやすく、体にさまざまな悪影響を与えます。

この活性酸素に働きかけるのが、強い抗酸化力を持つセサミンです。また、ビタミンEも同様に働きますが不安定で、体内に活性酸素がたくさんあると、必要な組織に届く前に力を失ってしまうことがあります。

しかし**セサミンとビタミンEをいっしょにとると、セサミンが先に肝臓の活性酸素に作用して、ビタミンE**

《ごまの上手な食べ方》

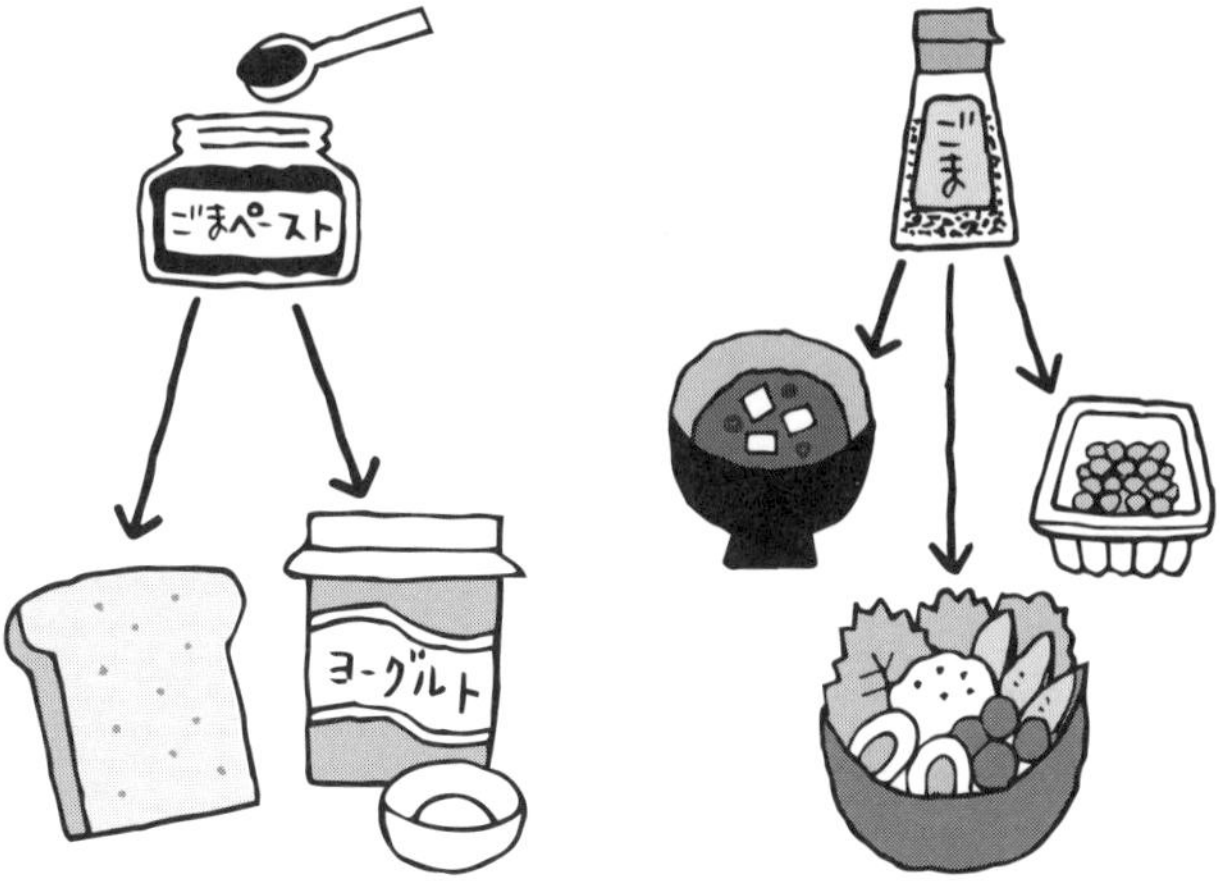

- ごまペーストをトーストにぬる
- ごまペーストをヨーグルトに入れる
- 納豆に混ぜる
- みそ汁に入れる
- おひたしやサラダにかける

を守ってくれます。またセサミンは、アルコールの分解やアセトアルデヒドなどを分解・解毒する肝臓の力を高めます。

●みそが解毒作用や腸の免疫力を高める

私たちの体内では、毎日のように発がん物質が入りこんだり、作られたりしています。だからといって、**誰もががんになるわけではないのは、肝臓に備わった解毒の働きと、腸と腸内細菌に備わった免疫力のおかげです。**

これら両方の働きにかかわるのが、みそです。**みそには肝臓の健康にとって必要なタンパク質、ミネラルが豊富に含まれています。**

緑茶の苦みが肝臓の働きを助ける

苦み成分「タンニン」は肝臓の代謝を活性化させる作用がある

どうして？

●ウーロン茶は肥満を解消し、脂肪肝を予防する

緑茶の苦み（渋み）はタンニンというポリフェノールです。**タンニンはビタミンと同じように肝臓の代謝を活性化する働きがあります。**またタンニンは活性酸素に働きかけるので動脈硬化の予防にもつながります。緑茶を積極的に飲むと、さまざまな生活習慣病のリスクを下げられるでしょう。

タンニンが含まれているのは緑茶のほか、柿や柿の葉茶、ぶどうやワイン、コーヒーなどです。

ウーロン茶には中性脂肪の燃焼を促すウーロン茶ポリフェノールが含まれています。肥満は脂肪肝のハイリスク。「最近、体重が気になる」という人はウーロン茶を上手に飲んで体重を適正にコントロールすれば、肝臓にもいい影響を与えられるでしょう。

●甘みのない飲み物で、たっぷりと水分補給を

鉄分の多い食事は肝臓への負担になります（１３４ページ参照）が、タンニンは鉄分の吸収を阻害してくれます。**鉄分が多い食品をとるときは、緑茶やコーヒーをいっしょに飲むようにするといいでしょう。**

また肝臓の健康にとって水分不足は大問題！

脱水を起こすと肝機能は低下するので、１日の水分摂取量が不足しないように気をつけましょう。

季節によって温度や湿度が異なるので、理想的な水分摂取量も変わってきます。春や秋は１５００㎖、冬は１０００㎖、汗をたっぷりとかく夏は２０００㎖ぐらいが水分摂取量の目安。甘みのある清涼飲料水はＮＧです。

注意！

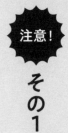

その1 塩分をとりすぎない

食べすぎや飲みすぎに
つながるほか
がんのリスクも高める

どうして？

●塩分多めの食生活はがんになりやすい！

「日本人は塩分のとりすぎ」といわれます。厚生労働省がすすめる塩分摂取目標量は「1日男性7・5g未満、女性6・5g未満」です。外食が多い人やスナック菓子などを常食する人は、塩分過多の可能性が大！

ちなみにアルコール性肝硬変などになっても、むくみ症状が出ない場合は、塩分制限を厳しく言われることはありません。でも塩分の多いつまみやおかずを食べると、お酒やごはんが進むので、肥満や生活習慣病へまっしぐら！　**塩分多めの食生活はがんのリスクも高めるので、できるだけ塩分控えめを心がけましょう。**

《無理なく減塩するコツ》

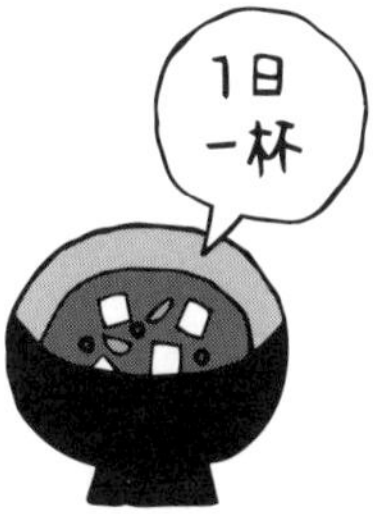

○みそ汁などの汁ものは、
1日1杯にする

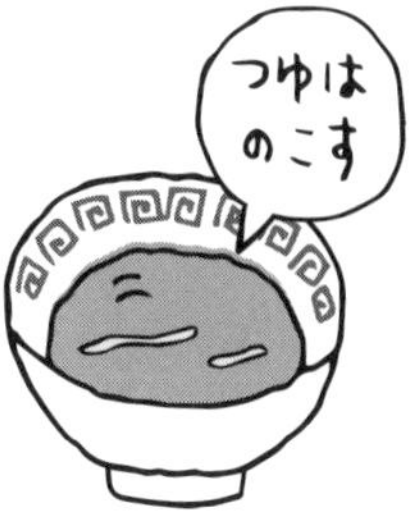

○ラーメンやそば、
うどんのつゆは残す

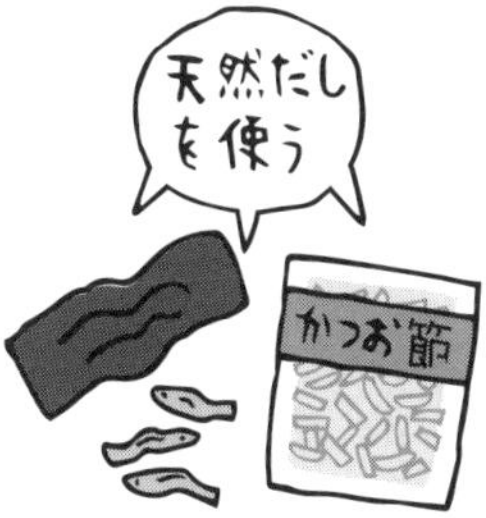

○こんぶやかつお節、
煮干しなど天然だしを使い、
だしのうまみで食べる

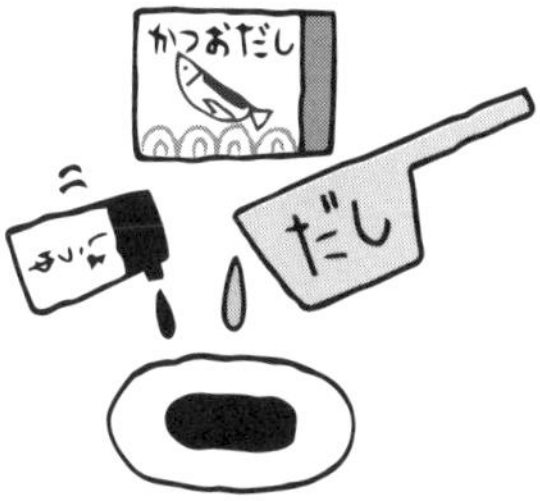

○しょうゆは
だしで割って使う

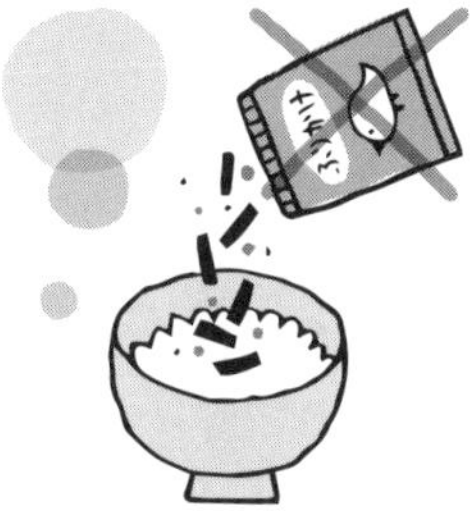

• ふりかけは使わない

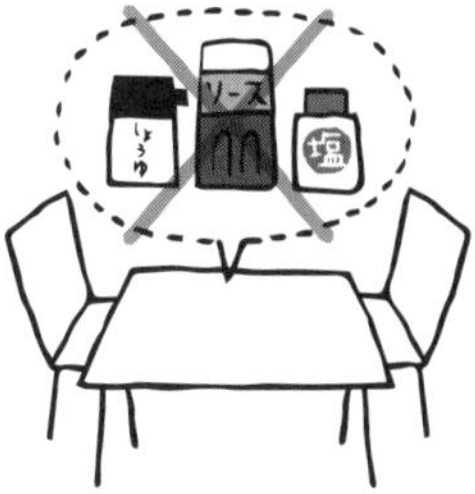

• 食卓にしょうゆ、塩、
ソースなどの
調味料を置かない

注意！

その2 鉄分をとりすぎない

肝機能に問題があるときは、とりすぎが肝臓の負担になる

どうして？

●鉄は老化や病気につながる活性酸素を作る

体の中で、最も多くの鉄を貯蔵しているのが肝臓です。鉄分が減ると血液が運ぶ酸素の量が不足し、鉄欠乏性の貧血、めまい、動悸などの症状があらわれます。

しかし一方で、**鉄は活性酸素の発生源。その意味では、鉄は体にとって有害な物質とも言えます。**肝機能に問題がなければいいのですが、慢性肝炎、特にC型肝炎や非アルコール性脂肪性肝炎の人は鉄分の摂取量に注意が必要です。**肝臓に炎症がある場合、肝臓が弱っているなと感じる場合は、吸収のいい鉄（＝ヘム鉄）をとらないよう気をつけましょう。**

《できるだけ避けたほうがいい、ヘム鉄を多く含む食品》

食品分類	1日分の目安量(g)	鉄含有量(mg)
肉類		
豚レバー	60	7.8
鶏レバー	60	5.4
牛レバー	60	2.4
牛もも肉	80	1.0
牛ヒレ肉	80	1.9

食品分類	1日分の目安量(g)	鉄含有量(mg)
魚介類		
あさり(水煮)	30	9.0
うるめいわし(丸干し)	60	2.7
きはだまぐろ	80	1.6
かつお	80	1.5
真いわし	80	1.7
カキ(むき身)	80	1.7
しじみ(殻つき)	80	6.6

《食べるならこちらを！ 非ヘム鉄を多く含む食品》

食品分類	1日分の目安量(g)	鉄含有量(mg)
野菜		
小松菜	70	2.0
とうもろこし	200	1.6
菜の花	50	0.5
ほうれんそう	70	1.4
えだまめ	10	0.3
そらまめ	50	1.2
海藻類		
乾燥ひじき	5	2.8
青のり	2	1.5

食品分類	1日分の目安量(g)	鉄含有量(mg)
そのほか		
そば	100	2.6
ごま	2	0.2
豆類		
豆腐(絹)	200	2.4
厚揚げ	100	2.6
大豆(乾燥)	20	1.4
納豆	50	1.7

注意！

その3 食品添加物は避ける

加工食品などの
食品添加物は
肝臓に負担をかける

どうして？

●加工食品やインスタント食品はできるだけ食べない

防腐剤、酸化防止剤、漂白剤、人工着色料、発色剤、着香剤、乳化剤などの食品添加物を解毒するのは**肝臓です。**しかし肝臓の元気がないと、解毒作用も低下してしまいます。そもそも、食品添加物は肝臓に負担をかけるとわかっている、体にとっては有害なものです。また微量であっても発がん性などが認められているものもあります。

肝臓の健康を守るためには、これらが含まれている加工食品やインスタント食品などは、できるだけ食べないようにしていただきたいものです。

《特に注意したい食品添加物》

- 保存料　ソルビン酸カリウム・カルシウム、パラオキシ安息香酸
- 着色料　赤色106号、黄色4号
- 甘味料　サッカリンナトリウム
- 発色剤　亜硝酸ナトリウム
- 保湿剤　プロピレングリコール(PG)
- 酸化防止剤　リン酸塩

《食品添加物を多く含む食品》

食品	食品添加物
菓子パン	ソルビン酸カリウム・カルシウム(保存料)
中華めん(カップめん)	リン酸塩(酸化防止剤・歯ごたえをよくする)
中華めん(生)	プロピレングリコール＝PG(保湿剤)、リン酸塩(酸化防止剤・歯ごたえをよくする)
ソーセージ	ソルビン酸カリウム・カルシウム(保存料)、亜硝酸ナトリウム(発色剤)、赤色106号(着色料)、リン酸塩(酸化防止剤・歯ごたえをよくする)
かまぼこなどの練り製品	ソルビン酸カリウム・カルシウム(保存料)、重合リン酸 ナトリウム(保水剤)、赤色2号(着色料)
漬け物	サッカリンナトリウム(甘味料)、ソルビン酸カリウム・カルシウム(保存料)、亜硫酸塩(漂白剤)
つくだ煮	ソルビン酸カリウム・カルシウム(保存料)、黄色4号・赤色106号など(着色料)
清涼飲料水	パラオキシ安息香酸(保存料)、サッカリンナトリウム(甘味料)、黄色4号・赤色102号・赤色106号など(着色料)
スナック菓子	黄色4号・黄色5号・赤色106号など(着色料)、ブチルヒドロキシアニソール＝BHA(酸化防止剤)

《食品添加物の摂取を減らすポイント》

①市販のお弁当や加工食品は、必ず添加物の表示を確認し、添加物が少ないものを選ぶ。
②ハムやソーセージ、かまぼこなどの食品添加物が多い加工食品は、続けて食べない。
③米や野菜、果物は農薬使用量の少ないものを選ぶ。
　※農薬は洗っても、完全には落とせず、肝臓への負担になります。
④輸入された野菜や果物は、日本の安全基準以上の農薬や薬品、カビ防止剤を使ったものがあるので、注意して選ぶ。

Column 4

二日酔い防止などでウコンをとるときは注意が必要

●昔から沖縄で、二日酔い防止や肝臓の健康のために用いられてきた「ウコン」

ウコンは別名ターメリック、カレーに入れるスパイスの1つです。カルシウム、マグネシウム、カリウム、セレン、亜鉛などのミネラルやビタミン、食物繊維など、たくさんの栄養成分が詰まっています。特に黄色い色素のクルクミンと精油成分は強力な抗酸化作用を持っています。

クルクミンには、「アルコールの分解を早め、肝臓からの胆汁酸の分泌を増やす」「肝臓の解毒作用を高める」「強い抗酸化作用を持ち、免疫力を高める」作用があります。また、精油成分には胃を丈夫にすることで肝臓への負担を軽減させる作用や、血液をサラサラにする力があり、血流をよくして新陳代謝が活発になり、肝臓を若々しく保つのにも役立ちます。

ただし、必ずウコンそのものをとるようにしてください。ウコンの有効成分を含むサプリメントや健康茶なども市販されていますが、ウコンから有効成分を抽出する過程、錠剤やお茶という形にするときなどに、添加物を使用している可能性があります。着色料、保存料などの食品添加物は肝臓によけいな負担がかかります。ウコンをとるなら加工されていないものを選びましょう。

第4章

肝臓の健康を守り、肝機能の数値を改善する日常生活のコツ

かぜ予防を心がけよう

免疫力をアップして肝臓の負担を増やさない

どうして？

かぜをひくと肝機能も低下する！

●かぜのときは、肝機能検査の数値も高くなる

「かぜは万病のもと」とよくいわれていますが、肝臓の健康のためにも、かぜをひかないことはとても重要です。

かぜの原因の多くはウイルスで、かぜをひく＝ウイルスが体内に入りこんだ状態です。ウイルスや細菌などが体内に入ると、これをやっつけようと体は免疫システムを発揮します。

たとえば肝炎ウイルスに感染していると、体の免疫システムはフル回転で肝炎ウイルスと闘っています。そんな状態のところへ、かぜの原因ウイルスが侵入し

《かぜ予防のコツ》

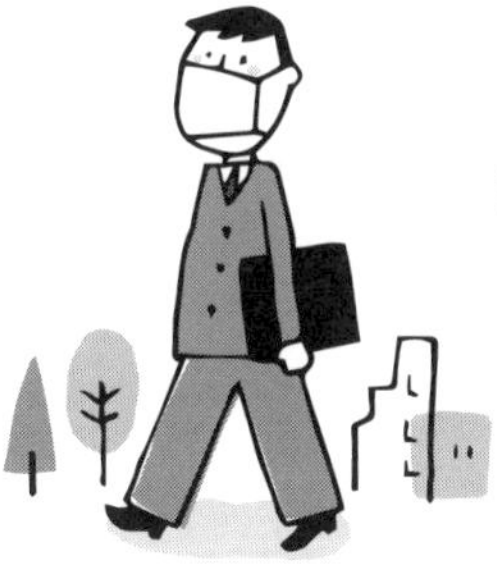

外出時にマスクをする

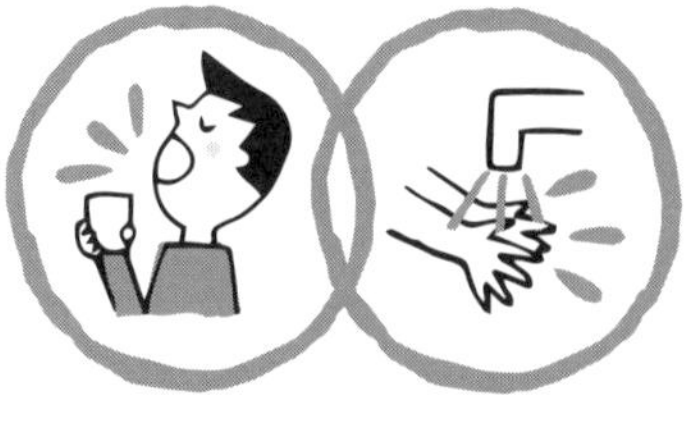

帰宅後は手洗い＆うがいを習慣に

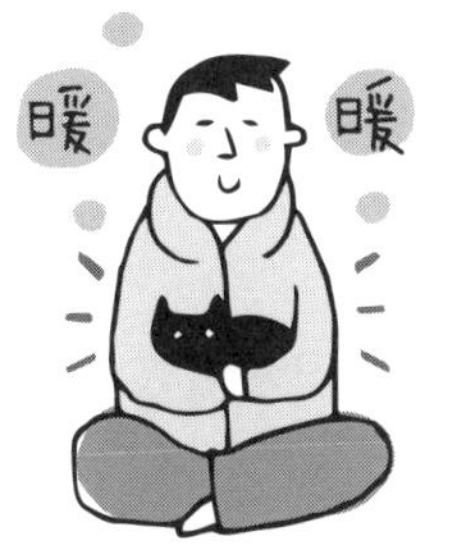

体を冷やさない

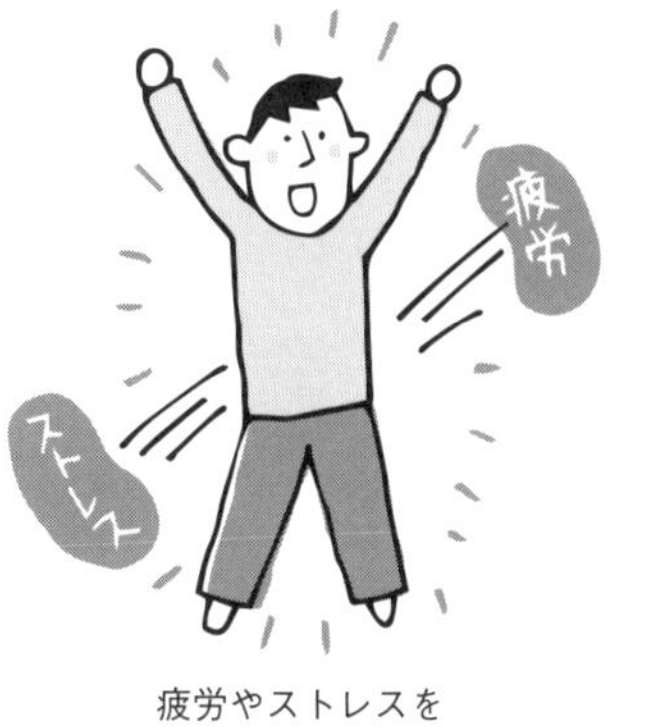

疲労やストレスを
ためない

てきたら、免疫システムが闘う相手は2つ！　肝炎ウイルスとの闘いが不利になってしまうでしょう。

実際、かぜをひいているときに肝機能検査をすると、AST（GOT）やALT（GPT）の数値は高くなっています。ふだんから規則正しい生活、栄養バランスのとれた食事などを心がけて、体が持っている免疫力を底上げし、かぜ予防を心がけましょう。

Column 5

知っておきたい ウイルス性肝炎の予防法

●かぜのように簡単に感染はしないものの、注意が必要

ウイルスが感染することで発症するという意味では、かぜもウイルス性肝炎もいっしょ。でもウイルス性肝炎は、かぜのように簡単には感染しません。「患者さんと同じ部屋で過ごした」「せきやくしゃみの飛沫がかかった」程度では、まずうつりません。

ここでは日本人に多いB型、C型と、旅行などで感染することの多いA型のウイルス性肝炎の予防法をご紹介しておきます。

B型肝炎ウイルスの感染と予防法

- 夫婦や恋人の一方が発症している、キャリアの場合、早い時期にワクチン接種しておけば、性行為で感染することはない。
- 患者やキャリアの人が出産する場合、赤ちゃんに感染しないよう、産後すぐにワクチン注射を打つ。
- 患者の血液に直接ふれないようにする。
- 患者と歯ブラシやカミソリの共用は避ける。

C型肝炎ウイルスの感染と予防法

● 少量の血液にふれた程度では感染せず、性行為による感染や母子感染もほとんどない。

● 患者と歯ブラシやカミソリの共用は避ける。

A型肝炎ウイルスの感染と予防法

● 旅行などで東南アジアやアフリカに行く場合、事前にワクチンか免疫グロブリンの注射を受ける。

● 現地では生水を飲んだり、生の魚介類は食べたりしないこと。生野菜サラダ、氷などにも気をつける。

便秘は肝臓の大敵！——肝臓にトラブルがある場合は、下剤を使ってでも排便を

どうして？

便秘をすると有害物質が発生して肝臓の仕事が増える！

●有害物質の解毒のために肝臓が働く

排便のリズムには個人差がありますが、一般的に3日以上便通がないと便秘と判断されます。**便秘はおなかの張りや腹痛、吐き気、肌荒れなどさまざまなトラブルを招きますが、肝臓にとってもよくありません。**

便秘＝体外に排出されるべき便が、大腸にたまっているということ。便は腸内の細菌によって発酵し、アンモニアという毒性のあるガスや有害物質が発生して、解毒という肝臓の仕事が増えます。また肝臓に元気がない場合は、この有毒ガスや有害物質をきちんと分解しきれないため、そのまま血液中に送り出されて

《便秘を予防&改善する生活のポイント》

1 排便のリズムを整える(毎日決まった時間にトイレに行く)
2 食物繊維を十分にとる
3 適度な運動を習慣にする
4 おなかをマッサージして、腸の動きを促す
5 水分をきちんと補給する

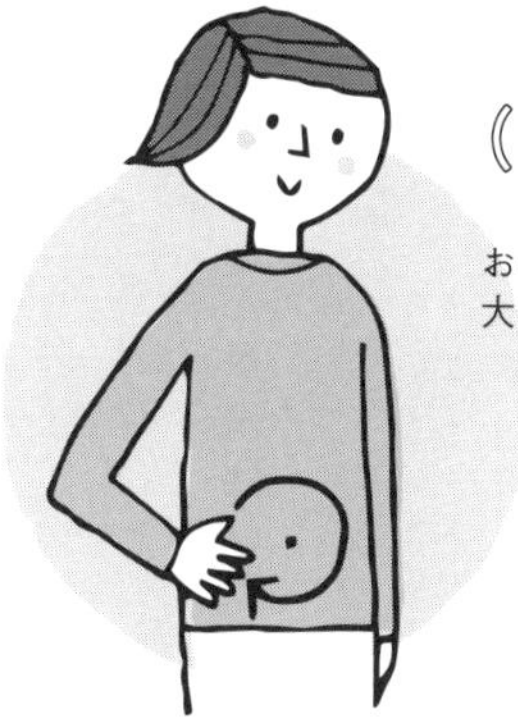

《おなかマッサージのやり方》

おへそのまわりを右下から、時計まわりに
大きく円を描くようにマッサージ

しまいます。

有害物質が脳に送られると、脳に軽い中毒症状があらわれて、イライラしたり、頭がぼんやりしたり。さらに**ひどくなると、昏睡状態に陥る肝性脳症という病気を招くおそれも**あります。

肝臓にトラブルがあり、3〜4日排便がない場合、受診して下剤を処方してもらいましょう。肝臓が疲れぎみの人は、便秘を予防・改善する生活を心がけてください。

市販薬は安易に使わない──薬を飲むことで肝臓に負担をかける

ポイント

肝臓で薬の成分を分解、解毒するので大きな負担に

●長期にとり続ける健康食品も肝臓にとっては心配

「頭痛がツライときは、痛み止めを飲む」「かぜぐらいなら病院に行かず、薬局で薬を買って飲む」という人も多いでしょう。

しかし薬を飲むと、その成分は腸から吸収されて、肝臓に送られます。肝臓ではその成分を異なる物質に分解し、さらに解毒して排泄します。つまり薬を飲むことは、肝臓に大きな負担をかけることになるのです。

薬が肝臓によくない理由は2つあります。1つは、**薬の成分が強すぎて、肝臓に直接負担がかかる**こと。

《肝機能に悪影響を及ぼしやすい代表的な薬》

- 抗菌薬（水虫の薬など）
- 抗生物質
- 循環器の薬
- 解熱鎮痛薬

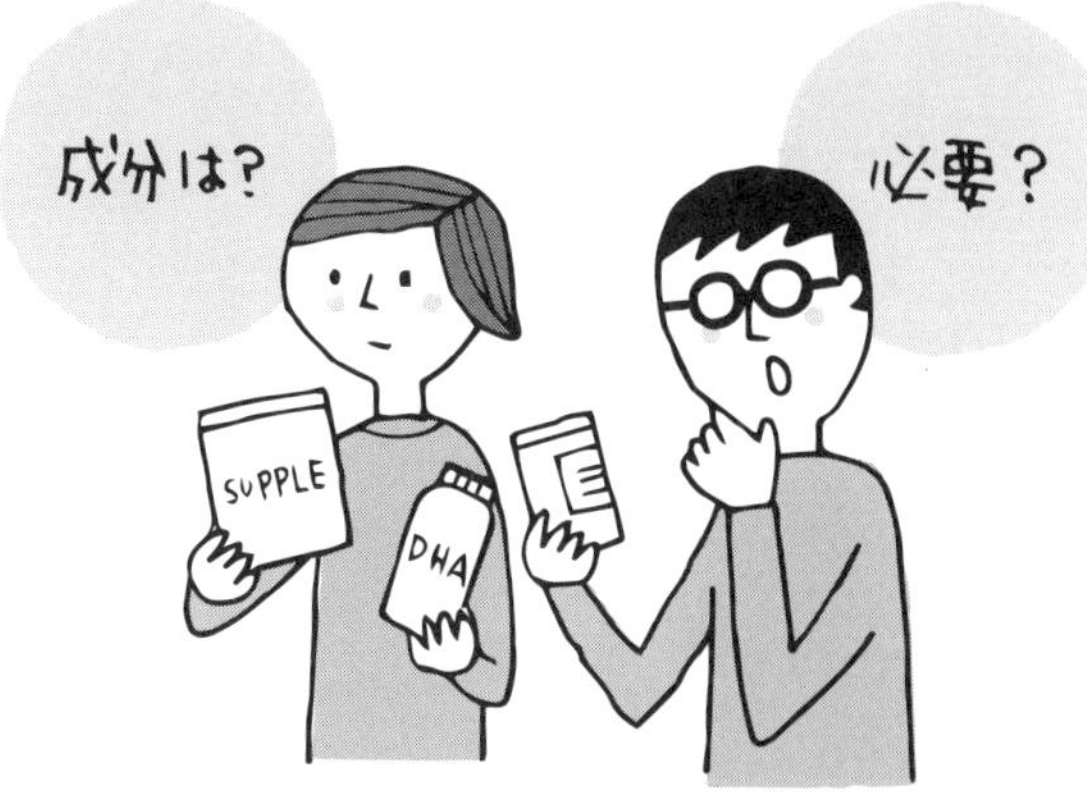

もう1つは**薬によってアレルギー反応が起こり、二次的に肝臓にダメージを与える**ことです。

またその性質上、長期にわたってとり続けることが多い健康食品なども要注意。肝臓に負担をかけるかもしれないものを、「健康にいい」と自己判断でとり続けるのは、とても心配です。

不要な薬は飲まないこと。そして健康食品やサプリメントなどに頼らず、ふだんの食事や生活を見直して、自力で健康な体づくりを目指しましょう。

肝臓にもタバコは有害――さまざまな有害物質を含み、肝臓の機能も低下させる

どうやって？

血流を悪くし有害物質の大部分が肝臓で代謝される

●がんやさまざまな病気のリスクを上げる

ニコチン、タール、ニトロソアミン、ベンツピレン、一酸化炭素、シアン化水素、窒素化合物など、タバコには多種類の有害物質が含まれています。

たとえば、**ニコチンは依存性の強い物質で、末梢神経を収縮させて全身の血流を悪くします。当然、肝臓の血流も悪くなり、肝機能は低下**します。またニコチンの85～90％は肝臓で代謝され、代謝のスピードは個人差がありますが、ニコチンの血中濃度が半分になるまで、2時間はかかるといわれています。

タールはコールタールの仲間、ベンツピレンもター

《タバコが肝臓に与える悪影響》

- 有害物質が肝臓にダメージを与える
- 有害物質の解毒のため、肝臓が酷使される

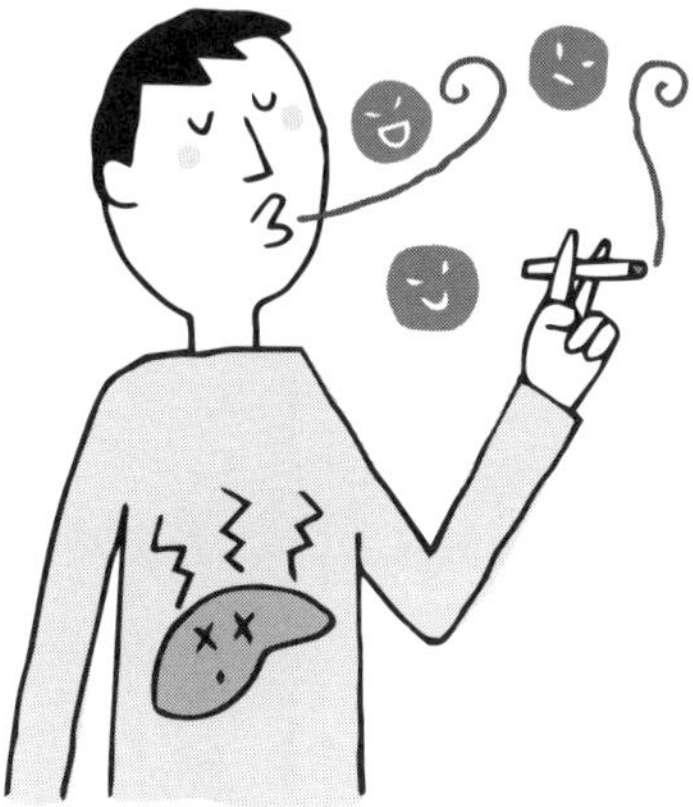

ル系の物質で、強い発がん性があり、ニトロソアミンも発がん性があります。

こうしたタバコの有害物質は、老化や病気につながる活性酸素を生み出す一因にもなります。「喫煙は活性酸素そのものを吸っている」といっていいほど、体には害ばかり。しかもタバコを吸うと、**体の酸化を防ぎ、肝臓の健康にとっても大切な栄養素のビタミンCやカロテンなどが失われてしまいます。**

喫煙は肺がんの原因の一つですし、そのほか、さまざまな病気のリスクも上げます。できるだけ早く禁煙することをおすすめします。

食後は肝臓をいたわろう

――食後30分のごろ寝や10分の足上げ昼寝を

どうして？

横になったほうが肝臓への血流がよくなる！

●横になったほうが血流量が増える

肝臓の健康のためには、**「食後のごろ寝」**がおすすめです。

食事でとった栄養素は、小腸から門脈という太い血管を通って肝臓に運ばれます。しかし門脈は血圧の低い静脈。低い血圧で大量の血液を肝臓に送り込むためには、重力の影響が最も少ない体を横にした状態がベスト。肝臓を流れる血液の量は、横になったときを100％とすると、立ち上がった姿勢で70％、歩くなど立った姿勢で運動をすると50％に下がってしまいます。

《「10分の足上げ昼寝」のやり方》

2つのいすを向かい合わせにして、一方に腰かけ、もう一方のいすの座面に両足をのせる。

いすを2つ用意するのが難しい場合、高さ20〜30㎝の台を用意し、いすにすわって台に両足をのせる。

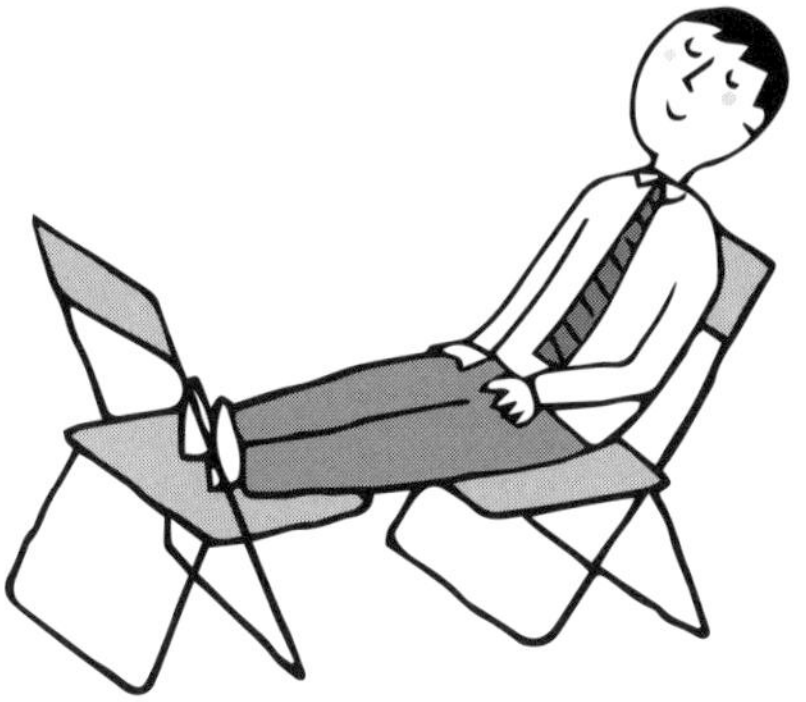

特に食後は、食べ物を消化吸収する胃腸に血液がまわされるので、肝臓の血液が減ります。それをカバーするという意味でもおすすめです。**横になるときは、あおむけの姿勢で30分間、できれば腹式呼吸を心がけると静脈の流れがスムーズに**なります。

仕事をしていて、昼食後のごろ寝は難しい場合、**「10分の足上げ昼寝」**をおすすめします。**足を上げてリラックスすると、下半身の血行がよくなり、肝臓にも血液が流れ込みやすくなります。**昼寝で全身リラックスさせると、やはり肝臓に血液が流れやすくなります。**眠れなくても、10分間目を閉じて、全身の力を抜けばＯＫ**です。

適度な運動を習慣に

肝臓の健康におすすめなのは有酸素運動

どうして？

脂肪肝の予防・改善のほか、ストレスを解消

●疲れが残りにくい有酸素運動がおすすめ

適度な運動を習慣にして、体に悪いことは一つもありません。脂肪肝改善のためにも、またストレス発散（158ページ参照）のためにも、ぜひ体を動かしましょう。

運動には、呼吸でたっぷりと酸素を取り込み、その酸素を使って、体の糖質や脂肪をゆっくりと消費する有酸素運動と、酸素を使わずにエネルギーを作り出す無酸素運動があります。

肝臓の健康にとっていいのは、有酸素運動です。有酸素運動は心肺機能を高め、全身の血液循環をよくす

《おすすめは有酸素運動》

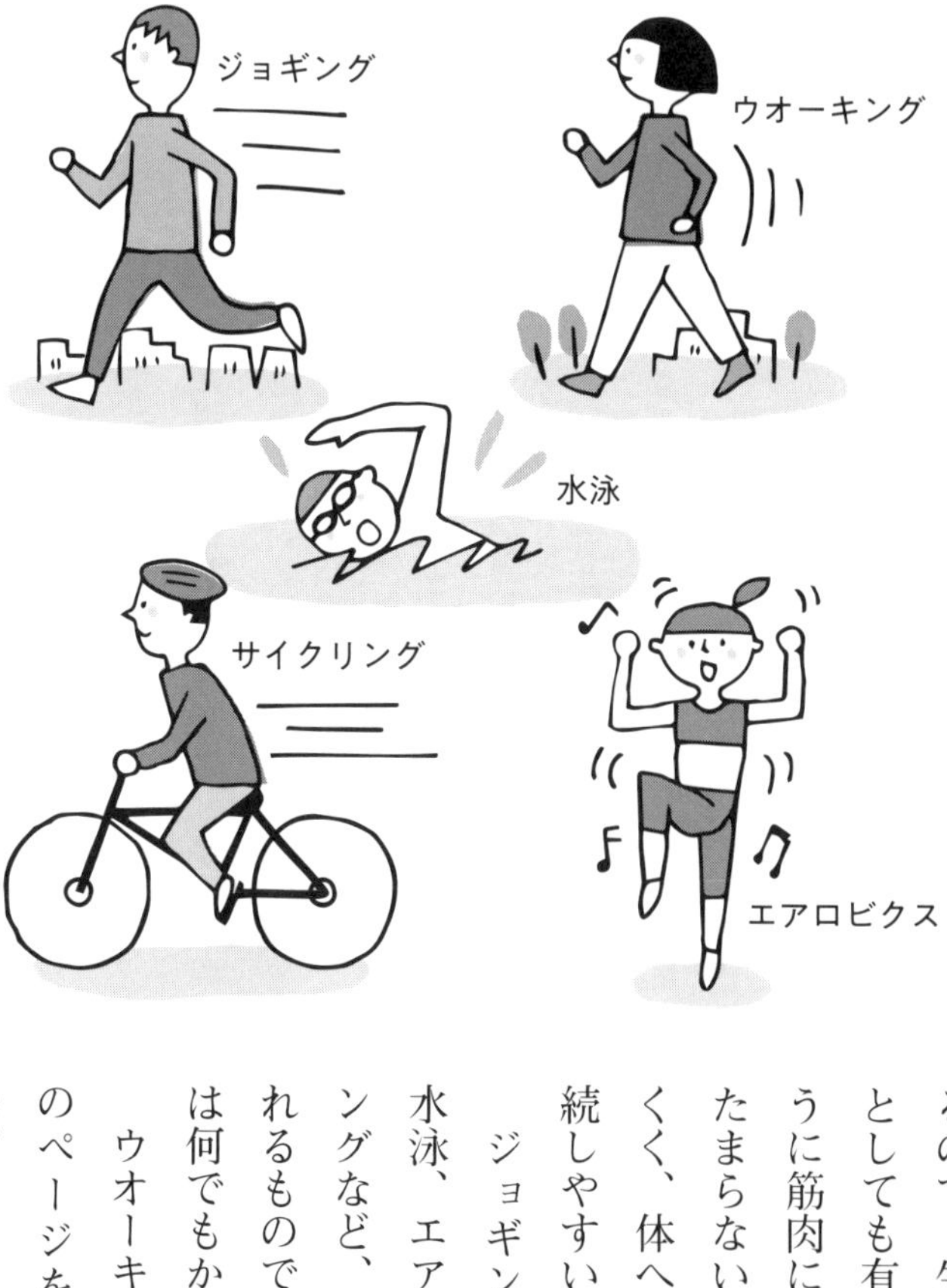
ジョギング
ウオーキング
水泳
サイクリング
エアロビクス

るので、生活習慣病や肥満対策としても有効。無酸素運動のように筋肉に乳酸（疲労物質）がたまらないので、疲れが残りにくく、体への負担も少なく、継続しやすいでしょう。

ジョギング、ウオーキング、水泳、エアロビクス、サイクリングなど、自分が楽しく続けられるものであれば、運動の種類は何でもかまいません。

ウオーキングについては、次のページを参考にしてください。

●ウオーキングは正しいフォームを意識して

「有酸素運動がいいと言われても、運動の習慣がない」「運動が苦手で、できればしたくない」という人は、まずウオーキングをしてみるといいでしょう。

でも、**ただ単純に歩くだけでは、ウオーキングという有酸素運動にはなりません。**正しいフォームを意識して、しっかりと手を振って歩きましょう。歩くペースを上げれば、ジョギングに近い効果が得られますが、**大事なのはまず15分間以上、休まずに歩き続けること**です。15分間歩き続けることに慣れたら、20分、25分と徐々に歩く時間を延ばして、**「最低1回30分以上、週3～4回」**を目標にしましょう。

「仕事が忙しくて、1日30分もなかなか時間をつくれない」という人は、通勤時に一駅分歩く、というやり方でもかまいません。

「ウオーキングばかりでは飽きる」という人は、平日はウオーキング、週末は別の運動を楽しむというふうに、変化をつけてみるのもおすすめです。週末に、スポーツジムでエアロビクスやエアロバイクで汗を流すというのもいいですし、テニスやスカッシュなどを楽しむというのもいいでしょう。

●スクワットとウオーキングを組み合わせて

いちばんおすすめなのが、大きな筋肉を動かす運動と有酸素運動を組み合わせること。体で最も大きい筋肉は太ももの筋肉ですから、**スクワットとウオーキングの組み合わせは効果が期待できます。スクワットを10回くらいしてから、ウオーキングに出かけましょう。**

●「ながら歩き」では、運動効果がありません

ウオーキングで気をつけてほしいのが、途中で休まないこと。「犬の散歩のついでにウオーキング」では犬のペースで歩くことになりますし、排泄で足を止めることもあるでしょう。

また、いくらトータルで30分歩いても、買い物などでちょこちょこ足を止めていては、運動効果はあまり期待できません。ウオーキングに集中する時間をとりたいものです。そして、**15分間、30分間など、自分で決めた時間内は歩き続ける**ようにしてください。

運動が足りないとき――脂肪肝やその予備群の人は半身浴で汗をかいて

どうして？

運動と食生活の見直しが必須！なるべく運動を

●飲酒後は熱めのシャワーに。半身浴はNG

脂肪肝やその予備群の人は、食生活の見直しと運動が必須です。「運動が足りないかも」と思った日は、半身浴をするといいでしょう。

半身浴をする前には、必ずコップ1杯の水を飲むこと。入浴で汗をかいて血液中の水分が少なくなると、血液がドロドロと濃くなって血栓ができやすくなる心配があります。

寒い時季など、お湯の温度が下がってしまうときは、少しずつお湯を足して38～40℃の湯温を維持してください。

《半身浴のやり方》

食事の直後、飲酒後の半身浴は避けましょう

1. 38〜40℃の少しぬるいと感じるぐらいの湯を浴槽にためる
2. みぞおちから指3本下の位置まで、お湯に5分間つかる
3. 浴槽から出て、体を洗う
4. 再度、5分間浴槽のお湯につかる
5. 浴槽から出て、洗髪をする
6. 最後にもう一度、5〜10分間浴槽のお湯につかる

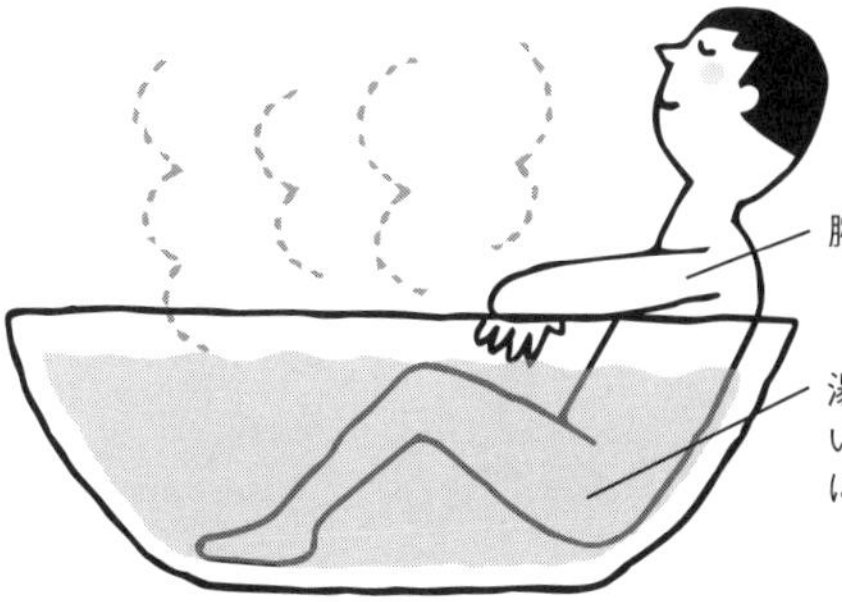
腕はお湯から出す
湯量が多いときは、いすなどを浴槽内に置いてもOK

またお酒を飲んだあと、「汗をかいてアルコール分を体の外に出そう」と熱い湯に長くつかるのは逆効果です。脱水症状を起こす危険性があります。

飲酒後は熱めのシャワーですばやく全身を温めて、腎臓の働きを活発にし、アセトアルデヒドの排出を促しましょう。

質のいい睡眠を

しっかり睡眠をとるためにも、自分なりのストレス解消法を見つけて

どうして？

しっかりと寝ている人のほうが脂肪肝になりにくい

●どんな病気にもストレスがかかわっている

ストレスは万病のもと。肝臓への影響もあります。ストレスで交感神経が優位になると、肝臓への血流も悪くなると言えます。また、ストレスから暴飲暴食をし、肝臓にダメージを与えてしまう人もいるでしょう。しかし、日常生活からストレスを取り除くのは困難なので、自分なりのストレス解消法が必要になります。

質のいい睡眠をとることも、ストレスをためこまないために大事です。「睡眠時間が少なすぎると、脂肪がたまりやすい」「しっかりと寝ている人のほうが脂肪肝になりにくい」というデータもあります。

《快眠のコツ》

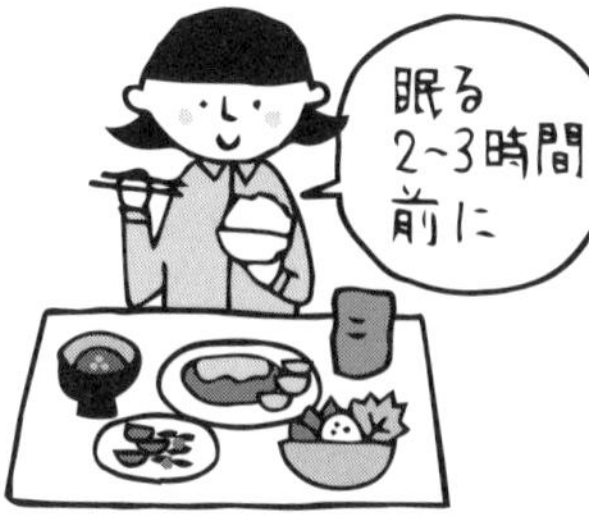

眠る2～3時間前までには、
食事をすませる

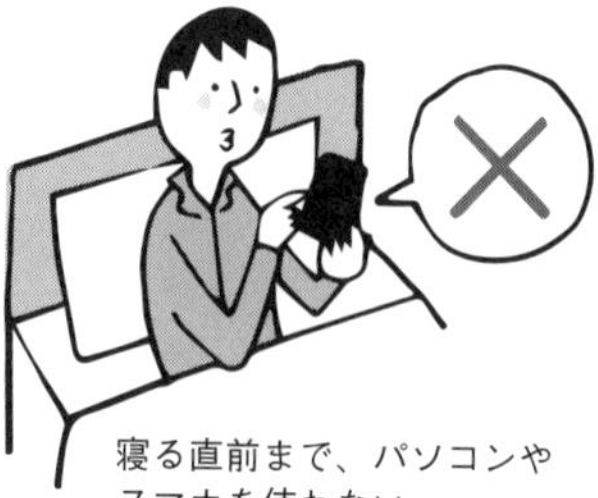

寝る直前まで、パソコンや
スマホを使わない

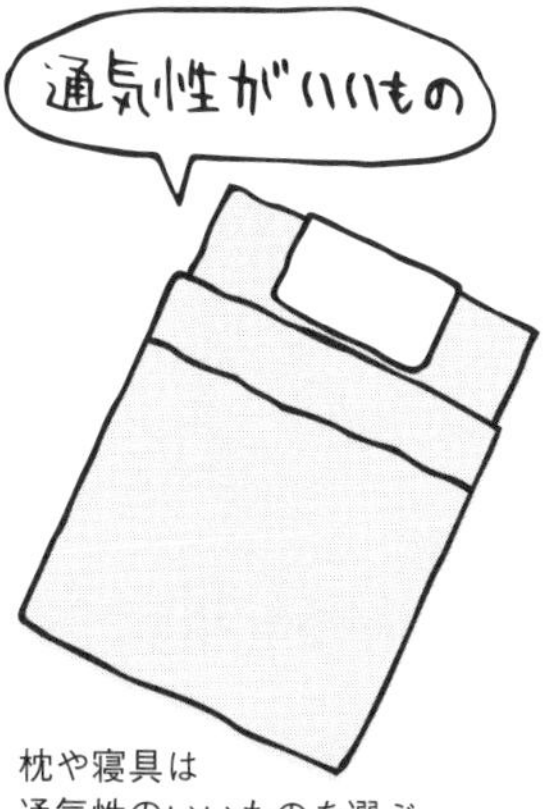

枕や寝具は
通気性のいいものを選ぶ

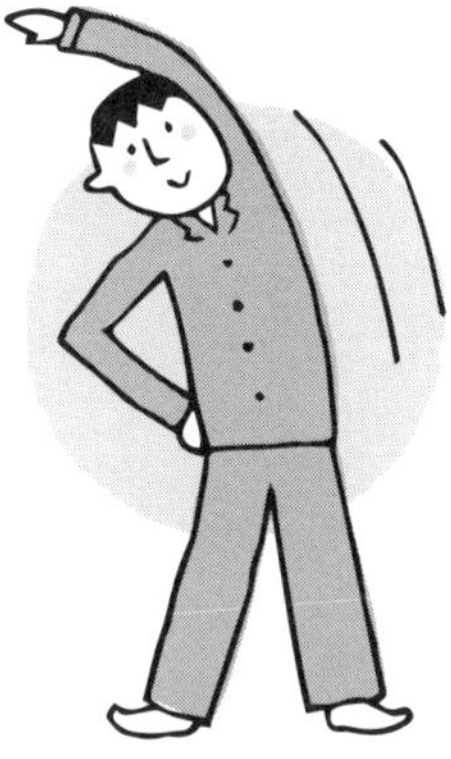

寝る前に、
軽くストレッチをする

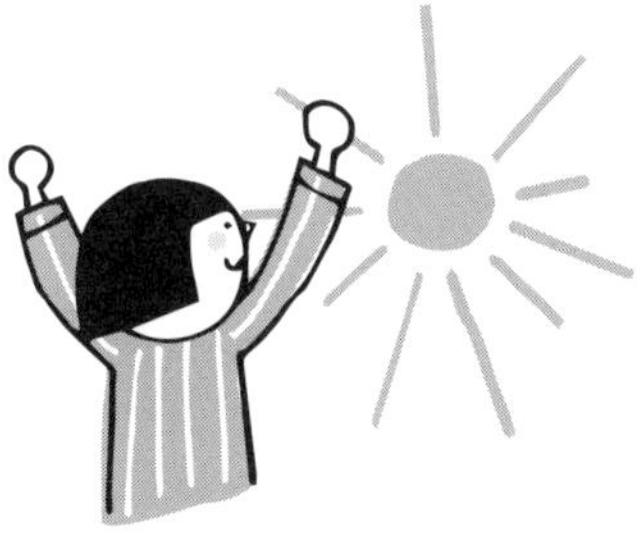

朝は太陽の光を浴びる

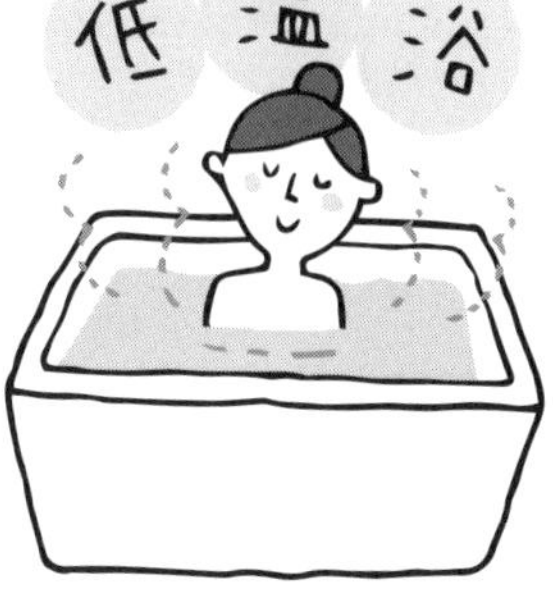

低温浴をする

泉 並木（いずみ　なみき）

武蔵野赤十字病院 院長。東京医科歯科大学医学部卒業後、同大学附属病院勤務を経て武蔵野赤十字病院へ。東京医科歯科大学医学部臨床教授、近畿大学医学部客員教授を兼務。1990年アルコール性肝障害における免疫機序解明の研究で医学博士取得。最新の遺伝子診断を取り入れた肝臓病治療は大きな成果を上げており、肝臓病に対する新治療に前向きに取り組んでいる。著書も多数。

参考文献

『健康診断が楽しみになる！　肝機能を自分でらくらく改善する本』泉並木監修（主婦の友社）
『肝臓を食べ物、食べ方、生活法で強くする本』野村喜重郎監修（主婦の友社）

装丁・デザイン／菅谷真理子（マルサンカク）
本文レイアウト／鈴木悦子（POOLグラフィックス）
DTP／鈴木庸子（主婦の友社）
表紙イラスト／山本啓太
イラスト／山村真代
校正／畠山美音
構成・文／植田晴美
編集／中野明子（BBI）
編集担当／三橋祐子（主婦の友社）

肝臓《かんぞう》にホントにいいこと帳《ちょう》

2023年4月10日　第1刷発行

監　修　泉 並木《いずみなみき》
編　者　主婦の友社
発行者　平野健一
発行所　株式会社主婦の友社
〒141-0021　東京都品川区上大崎3-1-1　目黒セントラルスクエア
電話 03-5280-7537（編集）
03-5280-7551（販売）
印刷所　大日本印刷株式会社

ISBN978-4-07-453859-1

＊本書は『大丈夫！何とかなります　肝機能は改善できる』（2018年・主婦の友社刊）に新規内容を加え、再編集したものです。